LINCHUANG FUCHANKE ZHENLIAO JISHU

临床妇产科诊疗技术

徐光霞　秦山红　赵　群◎著

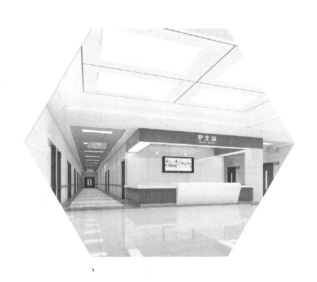

世界图书出版公司
广州·上海·西安·北京

图书在版编目（ＣＩＰ）数据

临床妇产科诊疗技术 / 徐光霞，秦山红，赵群著. --
广州：世界图书出版广东有限公司，2019.8
　ISBN 978-7-5192-6471-0

　Ⅰ．①临… Ⅱ．①徐… ②秦… ③赵… Ⅲ．①妇产科
病—诊疗 Ⅳ．①R71

中国版本图书馆CIP数据核字(2019)第164270号

书　　　名	临床妇产科诊疗技术	
	LINCHUANG FUCHANKE ZHENLIAO JISHU	
著　　　者	徐光霞　秦山红　赵　群	
责 任 编 辑	张柏登　曹桔方	
装 帧 设 计	卞　迪	
责 任 技 编	刘上锦	
出 版 发 行	世界图书出版广东有限公司	
地　　　址	广州市新港西路大江冲 25 号	
邮　　　编	510300	
电　　　话	020-84451969　84453623　84184026　84459579	
网　　　址	http://www.gdst.com.cn	
邮　　　箱	wpc_gdst@163.com	
经　　　销	各地新华书店	
印　　　刷	广州市迪桦彩印有限公司	
开　　　本	787 mm × 1092 mm　　　1/16	
印　　　张	8	
字　　　数	123 千字	
版　　　次	2019 年 8 月第 1 版　　2019 年 8 月第 1 次印刷	
国 际 书 号	ISBN 978-7-5192-6471-0	
定　　　价	32.00 元	

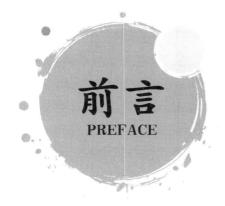

前言
PREFACE

　　妇产科是临床医学四大主要学科之一，主要研究女性生殖器官疾病的病因、病理、诊断，以及属于非疾病情况下的妊娠、分娩、计划生育、健康检查等。现代分子生物学、肿瘤学、遗传学、生殖内分泌学及免疫学等医学基础理论的深入研究和临床医学诊疗检测技术的进步，拓宽和深化了妇产科学的发展，为保障妇女身体和生殖健康及防治各种妇产科疾病起着重要的作用。为满足临床工作对妇产科医师的诊治水平不断提高的严格要求，反映现代妇产科临床诊疗技术和护理，更好地服务于广大女性，特编写本书。

　　本书根据多年的临床诊治经验，并收集参考了国内外一些重要文献资料写作而成。内容丰富全面，资料翔实，注重诊治的规范化，观点权威，文字叙述深入浅出，简明扼要，通俗易懂，突出实用。本书共三章，具体包括妇产科疾病常见的临床症状及鉴别要点、妇产科临床检验诊断技术进展、生殖内分泌疾病。本书可供广大妇产科临床医师、医学院校师生和对医疗知识感兴趣的读者阅读参考。

　　限于笔者水平，加之时间仓促，若本书有不妥之处，敬请广大读者批评指正。

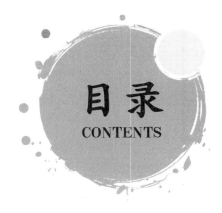

目录
CONTENTS

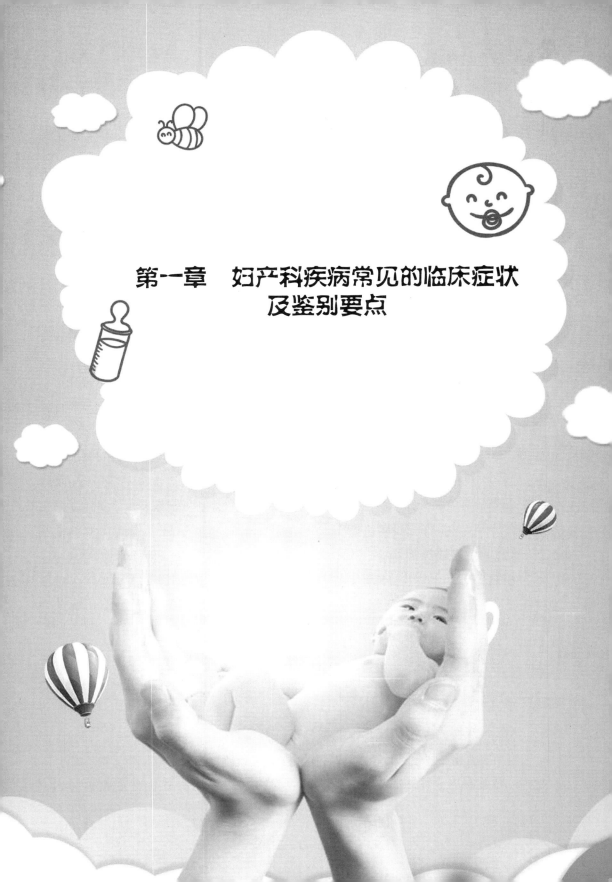

第一章　妇产科疾病常见的临床症状及鉴别要点

第一节　阴道流血

妇女生殖道任何部位，包括宫体、宫颈、阴道和外阴，均可发生出血。虽然绝大多数出血来自宫体，但不论其源自何处，除正常月经外，均称阴道流血。

一、原因

引起阴道流血的常见原因有以下几个方面：

（一）卵巢内分泌功能失调

卵巢内分泌功能失调，可引起异常子宫出血，包括无排卵型功能失调性子宫出血和排卵型月经失调两类，以及月经期卵泡破裂、雌激素水平下降所致子宫出血。

（二）与妊娠有关的子宫出血

与妊娠有关的子宫出血，常见的有流产、异位妊娠、妊娠滋养细胞疾病、产后胎盘部分残留、胎盘息肉和子宫复旧不全等。

（三）生殖器炎症

生殖器炎症主要有外阴溃疡、阴道炎、急性宫颈炎、宫颈息肉和子宫内膜炎等。

（四）生殖器肿瘤

子宫肌瘤是引起阴道流血的常见良性肿瘤，分泌雌激素的卵巢肿瘤也可引起阴道流血。其他几乎均为恶性肿瘤，包括外阴癌、阴道癌、宫颈癌、子宫内膜癌、子宫肉瘤、绒毛膜癌等。

（五）损伤、异物和外源性性激素

生殖道创伤，如外阴、阴道骑跨伤、性交所致处女膜或阴道损伤，均可发生出血。放置宫内节育器常并发子宫出血。雌激素或孕激素使用不当（包括含性激素保健品使用不当)，可引起不规则子宫出血。

(六) 与全身疾病有关的阴道出血

与全身疾病有关的阴道出血，如血小板减少性紫癜、再生障碍性贫血、白血病、肝功能不全等，均可导致子宫出血。

二、临床表现

(一) 月经量增多

月经量多 (> 80 mL) 或经期延长，月经周期基本正常，为子宫肌瘤的典型症状，其他如子宫肌腺病、排卵型月经失调、放置宫内节育器，均可引起月经量增多。

(二) 周期不规则的阴道出血

周期不规则的阴道出血，多为无排卵型功能失调性子宫出血，但应注意排除早期子宫内膜癌。性激素药物应用不当或使用避孕药物后，也会引起周期不规则的阴道流血。

(三) 无任何周期可辨的长期持续性阴道流血

无任何周期可辨的长期持续性阴道流血，多为生殖器官恶性肿瘤所致，首先应考虑宫颈癌或子宫内膜癌的可能。

(四) 停经后阴道流血

停经后阴道流血，发生于育龄女性，应首先考虑与妊娠有关的疾病，如流产、异位妊娠、葡萄胎等；发生于绝经过渡期女性，多为无排卵型功能失调性子宫出血，但应排除生殖道恶性肿瘤。

(五) 阴道流血伴白带增多

阴道流血伴白带增多，一般应考虑晚期宫颈癌、子宫内膜癌或子宫黏膜下肌瘤伴感染。

(六) 接触性出血

接触性出血，于性交后或阴道检查后，立即有鲜血出现，应考虑急性宫颈炎、早期宫颈癌、宫颈息肉或子宫黏膜下肌瘤的可能。

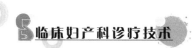
（七）经间出血

若发生在下次月经来潮前 14～15 d，历时 3～4 d，且血量极少，偶尔伴有下腹疼痛或不适，多为排卵期出血。

（八）经前或经后点滴出血

月经来潮前数日或来潮后数日，持续极少量阴道褐红色分泌物，可见于排卵型月经失调或为放置宫内节育器的副作用。此外，子宫内膜异位症亦可能出现类似情况。

（九）绝经多年后阴道流血

若流血量极少，历时 2～3 d 即净，多为绝经后子宫内膜脱落引起的出血或老年性阴道炎；若流血量较多，流血持续不净或反复阴道流血，应考虑子宫内膜癌的可能。

（十）间歇性阴道排出血性液体

若发生间接性阴道排出血性液体，应警惕输卵管癌的可能。

（十一）外伤后阴道流血

外伤后阴道流血常见于性交粗暴或骑跨伤后，流血量可多可少。

除上述各种不同形式的阴道流血外，年龄对诊断有重要参考价值。新生女婴出生后数日，有少量阴道流血，系因离开母体后，雌激素水平骤然下降，子宫内膜脱落所致。幼女出现阴道流血，应考虑有性早熟或生殖道恶性肿瘤的可能。青春期少女出现阴道流血，多为无排卵型功能失调性子宫出血。育龄妇女出现阴道流血，应考虑与妊娠相关的疾病。绝经过渡期妇女出现阴道流血，以无排卵型功能失调性子宫出血最常见，但应首先排除生殖道恶性肿瘤。

第二节　异常白带

白带是由阴道黏膜渗出液、宫颈管及子宫内膜腺体分泌液等混合而成，其形成与雌激素作用有关。正常白带呈白色稀糊状或蛋清样，高度黏稠，无腥臭味，量少，对妇女健康无不良影响，称为生理性白带。当生殖器出现炎症，特别是阴道炎和急性宫颈炎或发生癌变时，白带数量显著增多且形状亦有改变，称为病理性白带。临床常见情况有以下几种：

一、透明黏性白带

外观与正常白带相似，但数量显著增多，应考虑卵巢功能失调、阴道腺病或宫颈高分化腺癌等疾病的可能。

二、灰黄色或黄白色泡沫状稀薄白带

此种情况的血带为滴虫性阴道炎的特征，可伴外阴瘙痒。

三、凝乳块状或豆渣样白带

此种情况的血带为假丝酵母菌阴道炎的特征，常伴严重外阴瘙痒或灼痛。

四、灰白色匀质鱼腥味白带

此种情况的血带常见于细菌性阴道炎，有鱼腥味，可伴外阴轻度瘙痒。

五、脓性白带

此种情况的血带色黄或黄绿，黏稠，多有臭味，为细菌感染所致。可见于阴道炎、急性宫颈炎及宫颈管炎。阴道癌或宫颈癌并发感染、宫腔积脓或阴道内异物残留等，也可发生脓性白带。

六、血性白带

白带中含有血液，血量多少不一，应考虑宫颈癌、子宫内膜癌、宫颈息肉、宫颈柱状上皮异位合并感染或子宫黏膜下肌瘤等。放置宫内节育器亦可引起血性白带。

七、水样白带

持续流出淘米水样白带，且奇臭者，一般为晚期宫颈癌、阴道癌或黏膜下肌瘤伴感染。间断性排出清澈、黄红色或红色水样白带，应考虑输卵管癌的可能。

第三节　外阴瘙痒

外阴瘙痒为妇科患者常见症状，多由外阴各种不同病变引起，外阴正常者也可发生。当瘙痒严重时，患者坐卧不安，甚至影响生活与工作。

一、原因

（一）局部原因

外阴阴道假丝酵母菌病和滴虫性阴道炎是引起外阴瘙痒最常见的原因。细菌性阴道炎、萎缩性阴道炎、阴虱、疥疮、蛲虫病、寻常疣、疱疹、湿疹、外阴鳞状上皮增生、药物过敏或护肤品刺激及不良卫生习惯等，也常是引起外阴瘙痒的原因。

（二）全身原因

糖尿病、黄疸、A 族维生素和 B 族维生素缺乏、重度贫血、白血病、妊娠期肝内胆汁淤积症等。

除局部原因和全身原因外，还有查不出原因的外阴瘙痒。

二、临床表现

（一）外阴瘙痒部位

外阴瘙痒多位于阴蒂、小阴唇、大阴唇、会阴，甚至肛周等皮损区。长期搔抓，可出现抓痕、血痂或继发毛囊炎。

（二）外阴瘙痒症状与特点

外阴瘙痒常为阵发性发作，也可为持续性，通常夜间加重。瘙痒程度因不同疾病和不同个体而有明显差异。外阴阴道假丝酵母菌病（念珠菌病）、滴虫性阴道炎，以外阴瘙痒、白带增多为主要症状。外阴鳞状上皮增生以外阴奇痒为主要症状，伴有外阴皮肤色素减退。蛲虫病引起的外阴瘙痒以夜间为甚。糖尿病患者尿糖对外阴皮肤刺激，特别是并发外阴阴道假丝酵母菌病（念珠菌病）时，外阴瘙痒较为严重。无原因的外阴瘙痒一般仅发生在生育年龄或绝经后妇女身上，外阴瘙痒症状严重，甚至难以忍受，但局部皮肤和黏膜外观正常，或仅有抓痕和血痂。黄疸、A 族维生素和 B 族维生素缺乏、重度贫血、白血病等慢性疾病患者出现外阴瘙痒时，常为全身瘙痒的一部分。妊娠期肝内胆汁淤积症也可出现全身皮肤瘙痒。

第四节　下腹部肿块

下腹部肿块是妇科患者就医时的常见情况。肿块可能是患者本人或家属无意发现，或因其他症状（如下腹痛、阴道流血等）做妇科检查时（包括 B 超检查盆腔）发现。根据肿块质地不同，分为囊性和实性。囊性肿块多为良性病变，如充盈的膀胱、卵巢囊肿、输卵管囊肿、输卵管积水等。实性肿块除妊娠子宫、子宫肌瘤、卵巢纤维瘤、盆腔炎性包块等为良性外，其他实性肿块均应首先考虑恶性肿瘤的可能。下腹部肿块可能是子宫增大、子宫附件肿块、肠道肿块、泌尿系统肿块、腹壁或腹腔肿块。

一、子宫增大

位于下腹正中且与宫颈相连的肿块，多为子宫增大。子宫增大可能是由以下几个方面所引起：

（一）妊娠子宫

育龄妇女有停经史，下腹部扪及肿块，应首先考虑妊娠子宫。停经后出现不规则阴道流血，且子宫增大超过停经周数者，可能为葡萄胎。妊娠早期子宫峡部变软，宫体似与宫颈分离，此时应警惕将宫颈误认为宫体，将妊娠子宫误诊为卵巢肿瘤。

（二）子宫肌瘤

子宫均匀增大，或表面有单个或多个球形隆起。子宫肌瘤典型症状为经血过多。带蒂的浆膜下肌瘤仅蒂与宫体相连，不扭转并无症状，妇科检查时有可能将其误诊为卵巢实性肿瘤。

（三）子宫肌腺病

子宫均匀增大，通常不超过手拳大，质硬。患者多伴有逐年加剧的痛经、经量增多及经期延长。

（四）子宫恶性肿瘤

年老患者子宫增大且伴有不规则阴道流血，应考虑子宫内膜癌。子宫增长迅速，并伴有腹痛及不规则阴道流血，可能为子宫肉瘤。有生育史或流产史，特别是有葡萄胎史，子宫增大且外形不规则，应考虑子宫绒毛膜癌的可能。

（五）子宫畸形

双子宫或残角子宫可扪及子宫另一侧有与其对称或不对称的肿块，两者相连，硬度也相似。

（六）宫腔阴道积血或宫腔积脓

宫腔阴道积血多系处女膜闭锁或阴道无孔横膈引起的经血外流受阻。患者在青春期无月经来潮，可能有周期性腹痛并扪及下腹部肿块。宫腔积脓或积液也可使子宫增大，可能患有子宫内膜癌合并宫腔积脓。

二、子宫附件肿块

子宫附件包括输卵管和卵巢。输卵管和卵巢通常不能扪及。当子宫附件出现肿块时，多属病理现象。临床常见的子宫附件肿块有以下几种：

（一）输卵管妊娠

肿块位于子宫旁，大小、形状不一，有明显触痛。患者多有短暂停经史，随后出现阴道持续少量流血及腹痛史。

（二）附件炎性肿块

肿块多为双侧性，位于子宫两旁，与子宫有粘连，压痛明显。急性附件炎症患者有发热、腹痛。慢性附件炎症，多有不育及下腹隐痛史，甚至出现反复急性盆腔炎症发作。

（三）卵巢非赘生性囊肿

多为单侧、可活动的囊性包块，直径通常不超过 6 cm。黄体囊肿可在妊娠早期扪及。葡萄胎常并发卵巢双侧或一侧黄体囊肿。卵巢子宫内膜异位囊肿多为与子宫有粘连、活动受限、有压痛的囊性肿块。输卵管卵巢囊肿常有不孕或盆腔感染病史；附件区囊性块物，可有触痛，活动受限。

（四）卵巢赘生性肿块

不论肿块大小，其表面光滑、囊性且可活动者，多为良性囊肿。肿块为实性，表面不规则，活动受限，特别是盆腔内扪及其他结节或伴有胃肠道症状者，多为卵巢恶性肿瘤。

三、肠道肿块

（一）粪块嵌顿

块物位于左下腹，多呈圆锥状，直径 4~6 cm，质偏实，略能推动。排便后，块物消失。

（二）阑尾周围脓肿

肿块位于右下腹，边界不清，距子宫较远且固定，有明显压痛，伴发热、白细胞增多和红细胞沉降率加快。初发病时先有脐周疼痛，随后疼痛逐渐转移，并局限于右下腹。

（三）腹部手术或感染后继发的肠管、大网膜粘连

肿块边界不清，叩诊时部分区域呈鼓音。患者以往有手术史或盆腔感染史。

（四）肠系膜肿块

部位较高，肿块表面光滑，左右移动度大，上下移动受限制，易误诊为卵巢肿瘤。

（五）结肠癌

肿块位于一侧下腹部，呈条块状，略能推动，有轻压痛。患者多有下腹隐痛、便秘、腹泻或便秘腹泻交替，以及粪便带血史，晚期出现贫血、恶病质。

四、泌尿系肿块

（一）充盈的膀胱

肿块位于下腹正中、耻骨联合上方，呈囊性，表面光滑，不活动。导尿后，囊性肿块消失。

（二）异位肾

先天异位肾多位于髂窝部或盆腔内，形状类似正常肾，但略小。通常无自觉症状，静脉尿路造影可确诊。

五、腹壁或腹腔肿块

（一）腹壁血肿或脓肿

位于腹壁内，与子宫不相连。患者有腹部手术或外伤史。患者头部抬起，使腹肌紧张，若肿块更明显，多为腹壁肿块。

（二）腹膜后肿瘤或脓肿

肿块位于直肠和阴道后方，与后腹壁固定，不活动，多为实性，以肉瘤最为常见；肿块亦可为囊性，如良性畸胎瘤、脓肿等。静脉尿路造影可见输尿管移位。

（三）腹水

大量腹水常与巨大卵巢囊肿相混淆。腹部两侧叩诊浊音，脐周鼓音为腹水特征。腹水合并卵巢肿瘤，腹部冲击触诊法可发现潜在肿块。

（四）盆腔结核包裹性积液

肿块为囊性，表面光滑，界限不清，不活动。囊肿可随病情加剧而增大或好转而缩小。

（五）直肠子宫凹陷脓肿

肿块呈囊性，向后穹隆突出，压痛明显，伴发热。后穹隆穿刺抽出脓液可确诊。

第二章 妇产科临床检验诊断技术进展

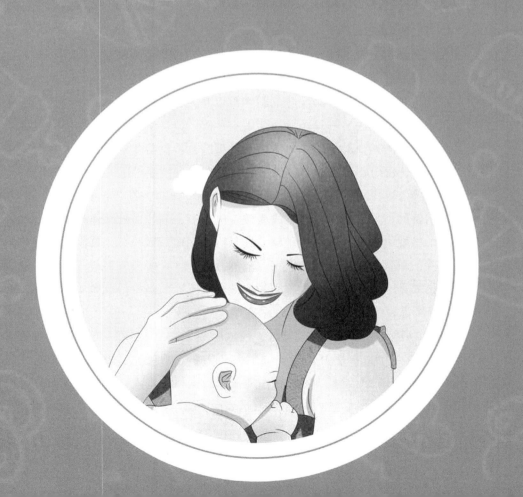

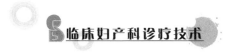

第一节　免疫学检测技术

利用抗原、抗体反应这一免疫学基本原理，检测患者体内相应的抗原或抗体，以确定患者的病原诊断，是免疫学最早用于临床的典范，也是免疫学建立和发展的基础。近年来，由于免疫学技术的迅速发展，各种特异而敏感的检测方法相继问世，使一些病原学诊断较以往快速而准确，过去难以诊断的疾病，也能得到较早诊断。由于免疫学技术的发展，体内某些微量的细胞因子也能被检测，更有利于进一步研究某些传染病发病机制，下面主要介绍几种免疫学诊断技术。

一、间接血凝技术

间接血凝试验是从凝集反应发展起来的一种免疫学检测方法。间接血凝反应是将可溶性抗原吸附到无关的载体颗粒上，使之成为致敏载体，再与相应抗体结合而出现凝集现象。间接凝集反应的载体可以是人或羊的红细胞，也可以是聚苯乙烯乳胶、皂土、细菌、酵母菌，及药用炭片等。以红细胞作为吸附抗原载体的凝集反应，称为间接血凝试验。该法为定性试验，根据凝集现象出现与否判定阳性或阴性结果，也可将标本做倍比稀释后，做半定量检测。

间接血凝试验：绵羊或人"O"型红细胞经醛化后，在蛋白结合剂作用下，吸附预先制备的特异性抗原，使它成为致敏红细胞，与相应抗体结合后，红细胞被动凝集，呈现肉眼可见的凝集现象，故又称被动血凝试验。用新鲜红细胞做间接血凝试验，敏感性好，但不易保存，极不方便，且批次差异较大。醛化红细胞保存时间长，且不失其原来吸附抗原的特性，敏感性与新鲜红细胞无异，并可真空冻干，长期保存，因而提高了其临床实用价值。

红细胞的醛化可用甲醛、戊二醛、丙酮醛或双醛（丙酮醛＋甲醛或丙酮醛＋戊二醛）。醛化后的红细胞并不影响细胞表面化学基团对抗原或抗体的吸附，但与新鲜红细胞一样，不能直接吸附蛋白质抗原或抗体，蛋白质抗原或抗体经蛋白质结合剂处理后，可结合或吸附于红细胞表面。目前已有多种方法，如鞣酸法、联苯胺法、金属阳离子法、铬鞣法等可使蛋白质抗原或抗体吸附于红细胞表面，也可采用直接法使双醛化红细胞致敏。

反向被动血凝法：载体红细胞吸附的是抗体，用以检测标本中相应抗原，因与传统的以红细胞吸附抗原检测抗体的方法相反而得名，其基本原理与间接血凝一样。

间接血凝试验和反向被动血凝试验，两种试验都是由间接血凝试验衍生，是在待检标本中先加入已知的抗原或抗体，再加入致敏红细胞，由于标本中抗原或抗体已先行结合，所以抑制了血凝现象的产生，其特点是阳性结果时不出现细胞凝集现象，阴性时细胞凝集。目前该试验已在临床上得到广泛的应用，如乙肝病毒表面抗原、抗体，各种类型的细菌性痢疾、流行性脑膜炎、丝虫病、囊虫病、梅毒抗体等。间接血凝试验的最大的特点是快速、敏感、简便，是目前国内仍在使用的方法，特别适合于基层实验室开展有关项目的检测。

二、免疫扩散和免疫电泳技术

（一）琼脂免疫扩散试验

琼脂免疫扩散试验是沉淀反应中最早和最基本的试验，分为单扩散和双扩散两个基本类型，可在试管、平皿和玻片上进行。琼脂免疫扩散试验可对单一的或多个的抗原－抗体系统进行定性和定量分析。用于扩散的载体通常有琼脂、琼脂糖、明胶和聚苯烯酰胺等。单扩散法是将一定量的抗血清均匀混入已溶化的琼脂内，倾注于玻片或平板，打一系列孔洞，孔中加待检抗原标本，在一定的温度和时间内，抗原呈单辐射状单项扩散，在抗原、抗体比例适当的区域，两者结合形成沉淀圈，可以根据沉淀圈的大小来定量测定被检抗原的含量。双扩散法是在琼脂平板的对应孔中分别放置抗原和抗体，使抗原、抗体相对扩散，在比例合适区域内形成沉淀线，根据沉淀线的有无、位置、形态，判断被检抗原或抗体的性质、比例关系及相对含量。此法可按需要设计打孔的形式，可同时鉴定一种以上抗原或抗体的性质。

（二）对流免疫电泳技术

该技术是免疫扩散技术的发展，所需时间短（45～60 min 即可完成），亦称加快的免疫扩散，它是利用蛋白质可带电荷，在电场中可随电流泳动这一基本原理建立的。在碱性溶液中，抗原蛋白质带电荷随电流向正极泳动，但抗体蛋白质

因多为 γ-球蛋白，它的相对分子质量大，等电点高，极性基因暴露极少等，在上述溶液中泳动甚慢，甚至泳不动；又由于溶液的电渗作用，使之向电泳相反方向移动，流向负极。抗原与抗体对流、相遇，形成特异的肉眼可见的沉淀线。该实验受抗体本身所带电荷、电场强度、溶液的 pH、相对分子质量、黏度、电渗等因素所影响。近年又引入酶标记技术于该方法中，建立了酶标记对流免疫电泳（ELACIE）和双向酶标记对流免疫电泳（TD-ELACIE）技术，可分别或同时检测标本中相应的抗原和抗体。已知的抗原或抗体由于已事先与辣根过氧化物酶结合，再与待检的特异抗原或抗体相遇，形成免疫复合物，在相应底物（如联苯胺）的处理下，由于酶的催化作用，使无色底物产生氧化反应，呈现棕红色线条，可目测结果。

（三）火箭免疫电泳

火箭免疫电泳是单扩散与电泳技术相结合的技术，方法简单，可快速出结果，能定量，重复性好，其原理是在电场的作用下，抗原通过含有抗体的琼脂凝胶时，与相应的抗体形成抗原抗体复合物，在两者比例恰当的部位沉淀下来。此法中，抗体在琼脂凝胶中基本不移动，抗原则随电泳向前移动，两者形成锥形沉淀峰，因形状如火箭而得名。在抗体浓度不变的情况下，沉淀峰高低与抗原含量成正比，故可作为抗原定量的检测，但在检测前，应预先试验选择抗原、抗体之最佳比例浓度，并注意载体的质量，电泳时间、电压、电流等影响因素。目前该项目主要检测免疫球蛋白如 IgG、IgA、IgM 的含量及分型，各种急性期反应蛋白含量及甲胎蛋白（AFP）定量等。

三、免疫标记技术

免疫标记技术是标记技术与抗原、抗体反应相结合的一类检测技术，即在抗原或抗体上用某种物质标记，极微量的标记物也可被检出，因而大大地提高了免疫分析的灵敏度。常用的免疫标记技术有荧光素标记的免疫分析技术、放射性标记的免疫分析技术，以及酶标记的分析技术等，其共同特点是快速、敏感、特异，既可定性，也可定量及定位。标记免疫分析技术需具备四个基本要素：高特异性和高亲和力的抗体、高比活性的标志物、高纯度的标准品及高质量的检测仪器。其中，前两个要素尤为重要。

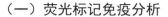

（一）荧光标记免疫分析

它的原理是将荧光色素，如常用的异硫氰酸盐荧光黄（绿色荧光）或四甲基异硫氰酸罗达明（橙色荧光）与特异性的血清抗体（免疫球蛋白）经化学方法结合起来，但不影响该血清抗体的免疫特性，而后，将此荧光的标记抗体作为一个试剂，在特定的条件下浸染标本，使其与标本中相应的抗原产生结合反应。这个反应的结果是含有荧光标记的抗体与抗原结合物可用荧光显微镜来观察。常用的方法有直接荧光抗体法和间接荧光抗体法两种。直接荧光抗体法是利用荧光色素标记的特异性抗体，直接与相应抗原结合起来检测未知抗原，其优点是方法简便、快速、特异性好，但只能检测抗原，不能检测抗体，且需具备多种特异荧光标记抗体。

间接荧光抗体法是应用抗球蛋白试验的原理，以荧光色素标记抗球蛋白抗体，检测未知抗原或未知抗体。其操作分为两步进行，先将已知抗体加进未知抗原标本或未知抗体加到已知抗原上，使抗原抗体特异结合，一定时间后洗去未结合的抗体，再加入荧光标记的抗球蛋白抗体，如果第一步抗原抗体特异结合，那么抗球蛋白就会和已结合的抗体发生反应，从而推知抗原（或抗体）的存在。一般称第一步中未标记的抗原为第一抗体，荧光素标记的抗球蛋白抗体为第二抗体。第一抗体对第二抗体来讲，其就是抗原。因此，间接荧光抗体法又称双抗体法。此法的优点是既可查抗原，也可查抗体，同一种荧光标记抗球蛋白抗体可检测多种球蛋白抗体的复合物，敏感性较直接法高5~10倍，不足之处是，非特异性反应较直接法多，需设多种对照，比较费时。

免疫荧光抗体检测几乎可以快速鉴定全部传染病的病原体。在细菌方面，可以快速鉴定乙型溶血性链球菌、脑膜炎双球菌、致病性大肠杆菌、痢疾杆菌等。对螺旋体、病毒、寄生虫等的检测均可采用此法。

（二）放射性标记免疫分析

目前，放射性标记免疫分析已在临床上广泛应用，它是利用放射性核素的特点和免疫学技术相结合的一种检测方法。免疫分析本质上是抗原－抗体反应，抗原如标记上放射性核素等，就可成为标记抗原，但仍可以与相应抗体起特异的抗原抗体反应。当只有抗原和特异的抗体时，只产生抗原抗体复合物，并可保持可逆的动态平衡，如在反应液中同时加入未标记抗原，则标记抗原抗体复合物的形成受未标记抗原含量的制约，加入未标记抗原的量越多，对标记抗原抗体复合物形成的抑制程度越明显，产生标记抗原抗体复合物也就越少，这种抑制的数量关系，就是放射免疫分析的定量基础。在上述反应过程中，如标记抗原和抗体量比例适当，则两者可结合形成标记抗原抗体复合物，但必然有少量的标记抗原或抗体未被结合而成为游离状态。在检测时，应将结合的标记抗原抗体复合物和游离的标记抗原分开，才能得出确切的结果。

具体方法：①直接法：抗原与过量标记抗体作用后，用抗原免疫吸附剂除去剩余的标记抗体，上清液中标记抗原抗体复合物的放射性就代表了抗原的量。②间接法：抗原与过量抗体作用后，用固相抗原除去剩余抗体，加入标记第二抗体，测定抗原双抗体复合物的放射性代表抗原量。③夹心法：先将抗体包被在固相多孔板上，然后与抗原反应，最后加入标记抗体孵育，并洗去剩余的标记抗体后测定固相上的放射性。

放射性标记的特点：灵敏度高，体内极微量的生物活性物质均可检测，可以测定体内各种激素的含量，也可检测两对半等抗原抗体量。

放射性标记免疫分析的应用范围已随单克隆抗体的发展而日益深入，特异性强，采用单克隆抗体后，其分辨能力更好，应用范围广，操作简便，但放射性核素对人体有一定的损害，需注意个人防护，并要有一定的设备。因此，不宜在设备不足的机构应用。

（三）酶联免疫标记技术

酶联免疫标记技术是继荧光标记技术、放射性标记技术之后发展起来的一项灵敏、特异、快速且可实现自动化的新技术，由于具有安全、稳定、容易观察等优点，近几年来，发展十分迅速。此实验是根据抗原或抗体结合到固相载体表面后，能保持其免疫活性，而抗原或抗体与酶结合后，也能保持免疫学和酶的活性。酶结合物与相应抗原或抗体形成复合物，在底物的催化下，发生显色反应，可根据加入酶底物溶液的显色深浅反应，判定有无相应的免疫反应及抗原或抗体的量。

目前，酶联免疫标记技术主要方法有两种：①间接法。将抗原吸附于固相支架聚苯乙烯微孔板上（致敏载体），加待检血清（抗体）到致敏的载体上，经孵育、洗涤剩余血清，加酶标记抗球蛋白，酶标记抗球蛋白与抗原抗体复合物结合在一起，最后加底物显色，显色强度等于抗原存在的量。②竞争抑制法。将特异性抗体吸附于固相载体上，加上特异性抗原，孵育后冲洗，同时加入待检血清（抗体）和酶标记特异抗体，两者竞争抗原，洗涤后底物显色，若待检血清中含特异抗体，与特异抗原结合，酶标记抗体被冲洗掉，加底物后显色浅（呈阳性反应），如待检血清中不含特异抗体，酶结合抗体与特异抗原结合，加底物后显色深（呈阴性反应）。

酶联免疫标记技术除要求有高纯度的抗体外，所使用的酶是实验的关键，这种酶必须具备一定的条件：纯度高，特异性强，稳定，可溶性，与抗体结合后保持活性，与底物显色易观察，测定方法简便、快捷、价廉等。碱性磷酸酶、辣根过氧化物酶、葡萄糖氧化酶和半乳糖甘氨酸酶均符合以上条件，国内较常用的是辣根过氧化物酶。酶联吸附试验在临床上已日益广泛应用。在传染病方面，如乙型肝炎、细菌感染、真菌感染、螺旋体感染等均可用此法进行检测，其具有十分广阔的应用前景。

（四）化学发光免疫分析

化学发光免疫分析是应用某种化学物质标记抗体，在反应中加入触发剂后，化学发光物质立即以光子形式释放出能量，反应速度快是其优点，但发光持续时间短又是它的明显缺点，同时还存在信号强度弱、易受干扰、本底高、操作烦琐等问题。近十年来，通过不断地改进，已有全自动的分析仪，具有反应时间快，信号强，发光时间长，克服了易干扰和本底高等缺点，目前在经济发达地区，得到了普遍的推广和应用。另外，国内也已有增强化学发光酶免疫分析、电化学发光分析等仪器问世。它们各有利弊，相信在不久的将来，定能在我国得到广泛的应用。

（五）各种免疫标记技术的评价

放射性标记免疫分析泛指应用放射性同位素标记的抗原或抗体，通过免疫反应测定的技术。它的最大特点是灵敏度高，稳定的测定范围可达 $10^{-9} \sim 10^{-12}$ g（ng~pg），使过去一些无法分析的极微量物质，得以精确定量。由于抗原物质提取纯度高，制备的抗原抗体特异性强，在体液复杂的环境下，可准确识别靶抗原，无交叉结合反应，保证了测定结果的准确性。此外，在体外测定过程中简单、安全、迅速，标本用量少、易于规范化，同时，应用范围非常广泛，准确度高，重复性好，便于进一步推广应用。但放射性标记免疫分析也存在不足之处，主要是测定的自动化程度难以达到规范要求，放射性核素或多或少会对工作人员和环境污染造成一定的影响，且有的核素半衰期短，标记物不能久放，会对结果造成一定的影响。再一个问题是，因受多种因素的影响，目前对病毒或细菌抗原的标记还存有一定的困难，因为这些抗原难以得到纯品供应。

1. 荧光标记免疫分析

荧光标记免疫分析技术是标记免疫分析中发展较早的一种。1958 年，Riggs 成功合成异硫氰酸荧光素，使得这一技术成为简便、稳定和可靠的实验方法。近年来，利用现代化电子和激光技术研制成功的流式细胞仪，更使这一基本方法由原来的固定标本检验扩大为活细胞的分类检测，是目前应用较为普遍的荧光抗体技术。荧光免疫分析技术的基本原理是将合适的荧光素，以化学方法与特异性抗体共价键牢固结合，此结合的荧光素抗体不仅保留原有的特异性反应，而且具有示踪作用，即当与特异性抗体结合时，可使后者显示荧光。例如，原先在一般组织切片或涂片中难以查到的细菌、病毒和其他抗原成分，若经荧光抗体处理，抗原成分迅速显示在荧光显微镜下，在黑暗的环境下，呈现明亮的特异荧光，抗原定位和特异性鉴定可一次完成。

荧光免疫分析技术存在的不足之处：经荧光染色的标本，必须当天镜检，不宜存放，镜下观察的时间也不宜太长（特别是紫外激发），因荧光会逐渐消退，标本宜用缓冲甘油和盖玻片封埋，并采用无荧光镜油。荧光显微镜检查必须在通风良好的暗室中进行，透射式照明适用低倍观察，而落射式照明可用于高倍观察。

2. 酶联免疫标记技术

酶免疫标记技术是以酶标记的抗体或抗原作为主要试剂的免疫检测方法，为标记免疫分析技术的一种。酶联免疫标记技术具有高度的特异性和敏感性，几乎所有的抗原抗体系统均可检测，它的最小测定值可达纳克（ng）水平。与放射免疫分析相比，酶联免疫标记技术的优点是标记分析试剂稳定，无放射性危害。因此，酶联免疫测定在临床上日新月异，发展很快。目前应用较广的双抗体夹心法、国外享有盛誉的生物素 – 亲和素酶联免疫吸附测定法（ELISA），将生物素与亲和素结合，特异性强、亲和力大，两者一经结合极为稳定，因此把生物素与亲和素系统与 ELISA 耦连起来，可以大大提高 ELISA 的灵敏度。1987 年，Burnet

建立的酶联免疫电转移印迹法，具有高度的特异性和敏感性，是一个有效的分析手段，在蛋白质化学方面应用广泛，它不仅用于分析抗原组分及其免疫活性，并且可用于疾病的诊断。

酶联免疫分析技术也存在不足：测定步骤复杂，质量较高的试剂制备较为困难，只有应用符合要求的试剂和标准化操作，才能获得满意的结果。另外，定量测定需要在酶标仪上测定。ELISA 的准确性还与 ELISA 板的平整与透明度和比色计的质量有关。

3. 化学发光免疫分析

化学发光免疫分析的反应速度快是其最大的优点，但也有明显不足之处：仪器昂贵，试剂需进口，成本高。目前，国内只有少数大医院推广应用，基层医院难以推广。

4. 放射性标记免疫分析

放射性标记免疫分析泛指应用放射性核素示踪的免疫学分析技术。它的最大特点是灵敏度高，稳定的测定范围可达 $10^{-12} \sim 10^{-9}$ g（ng～pg），使过去一些无法分析的极微量物质得以精确定量。由于抗原物质提取纯度高，制备的抗原抗体特异性强，在体液复杂的环境下可准确识别靶抗原，无交叉结合反应，特异性强，保证了测定结果的准确性。此外，在体外测定过程简单、安全、迅速，标本用量少、易于规范化，同时应用范围非常广泛，尤其是免疫放射分析（IRMA）的应用，使测定结果的准确度进一步提高，重复性好，便于进一步推广应用。但放射性标记免疫分析也存在不足之处，主要是测定的自动化程度难以达到规范要求，放射性核素多少能对工作人员和环境污染造成一定的影响。另外，有的核素半衰期短，标记物不能久放，否则会对结果造成一定的影响。还有，放免的质量控制难以达到国家的规范化要求，因受多种因素的影响，目前对病毒或细菌抗原的标记还存在一定的困难，因为这些抗原难以得到纯品供应。

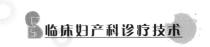

第二节　分子生物学诊断技术

一、分子杂交技术

分子杂交技术包括核酸探针标记和分子杂交两个过程。该项技术的基本原理是根据核苷酸链碱基严格互补配对的特征，用放射性或非放射性物质标记的已知核酸探针，通过放射自显影或非放射性监测系统（酶促显色反应和荧光检测体系），检测体液组织细胞及染色体中特定的 DNA 或核糖核酸（RNA）。目前已用于传染病和寄生虫病诊断、人和哺乳类动物基因定位、外源性基因在染色体上的整合部位、癌瘤基因定位及基因表达的研究。

（一）核酸探针标记

选择合适的标记物对于提高核酸探针的质量至关重要。理想的标记物至少应具备以下条件：标记物易于同核酸牢固结合，并能产生容易检测的较强信号；标记物不影响探针与其互补核酸的杂交复性；标记物在杂交过程中升高温度时，仍能保持其固有的稳定性。目前采用的标记物有放射性和非放射性两类。前者常应用核素 32P、125I、35S，这类标记物经典标记方法为"缺口翻译法"。该方法是一种酶促反应，将单链 DNA 与标记有核素的六聚核苷酸混合在一起，使之随机配对，或先将探针 DNA 克隆化、单链植入载体 M13 噬菌体中再进行拷贝。采用这种方法获得的探针为单链 DNA，可避免杂交时互补 DNA（CDNA）与探针互相竞争样品的 DNA，将进一步提高探针的敏感性与特异性。放射性核素标记探针最大的优点是灵敏性高，但也有其无法克服的缺陷，主要是半衰期短，标记的探针难以长期保存，且放射性自显影所需时间长，不易于快速诊断，也易致环境放射性污染。基于上述原因，近年来，在积极开发非放射性核素凝集探针（常用的非放射性标记物有生物素、酶、荧光素及地高辛等），这类探针灵敏性虽略逊于放射性核素标记探针，但具有性能稳定、可长期保存、检测周期短的优点，且无环境污染之虑。非放射性核素探针的标记方法有直接法和间接法两种，直接法适用于辣根过氧化物酶、碱性磷酸酶和荧光素，通过耦联剂或某些化学反应，使之以共价键与核酸相连。如碘化盐可使辣根过氧化物酶表面部分糖分子氧化生成醛基，与 DNA 上加层的脱氧胸腺嘧啶发生反应，从而达到与 DNA 相连接的目的。较简单的间接方法是先制备抗核酸杂交体的特异性抗体，然后用带有标记的第二抗体对核酸杂交体抗体复合物进行检测。另一种间接法是在 DNA 分子上连接一半抗原，然后再接上能同该抗原特异结合而带有标记的蛋白，常用的半抗原有生物素、地高辛和三硝基苯等。

（二）分子杂交类型

分子杂交是指两条有力互补的多核苷酸链（其中一条带有标记物）在一定温度、离子强度和 pH 等条件下，按碱基配对的原则结合的过程。可有 DNA 与 DNA、DNA 与 RNA，以及寡核苷酸探针与 DNA 或 RNA 杂交等。常用的分子杂交技术有以下五种：

1. 斑点杂交

斑点杂交，也称打点杂交，其过程是将适量的标本，如血清、细胞或组织匀浆提取物在抽滤状态下，直接点在固相材料硝酸纤维素膜或尼龙膜上，经变性、中和、固定后，与液相中经变性处理的标记探针进行杂交，通过放射自显影或酶显色反应判定结果。该方法简便、快速、敏感性可达 1 pg 水平，检测标本中如存在大量蛋白质、多糖等大分子物质，可引起非特异性反应，降低检测的敏感性。因此，宜在杂交前将样品抽取核酸处理，以消除一些干扰因素。

2. 原位杂交

原位杂交是指在甲醛（福尔马林）固定的石蜡切片、冷冻切片组织或无损伤单层细胞涂片上进行分子杂交，主要用于检测组织细胞中的特异性核酸。通过特殊处理，使细胞或组织既保留供探针杂交用的 DNA，又不破坏细胞的整体形态，以便确定特异性核酸存在的位置。原位杂交有如下特点：可快速特异地检测细胞中的病毒核酸，特别是对至今体外培养尚未成功的病毒更有实际意义；由于是检测细胞内的核酸片段，保持了细胞的形态结构和组织的立体构型，从细胞及亚微结构水平上分析，克服了斑点杂交的缺点，适合核酸定位和分布的研究，对于阐明病毒的致病机制有独特的作用。原位杂交方法比其他杂交方法敏感，可在 1%

受感染细胞中检出病毒核酸序列，而其他杂交方法则要经过核酸抽提，且会被感染的宿主细胞正常核酸稀释，难以检出如此微量的感染细胞。原位杂交目前主要用于病毒性疾病的研究，在各型病毒性肝炎的研究中尤为广泛应用。

3. 转印杂交（印迹杂交）

转印杂交的过程是先通过酚／氯仿抽提标本中的核酸，再经限制性内切酶消化，通过琼脂糖凝胶电泳，再将 DNA 或 RNA 转印到纤维素膜上，再与探针杂交，用于各种组织的抽取物和重组 DNA 的分析与鉴定。最大的优点是，可判断检测 DNA 或 RNA 相对分子质量大小及其存在的状态，但操作步骤较繁杂且所需标本量大。

4. 菌落杂交

菌落杂交类似于原位杂交，将培养分离的菌落或菌落肉汤混悬液抽滤固定在滤膜上，通过酶或强碱处理，使 DNA 释放，再与探针杂交。这种方法可免去菌落生化检验和细菌株再接种等烦琐步骤，缩短这段时间，广泛用于细菌尤其是生长缓慢细菌的鉴定与诊断。

5. "三明治"杂交

"三明治"杂交是采用两种衍生于目的 DNA 上的两处相邻但非重叠的单链核酸片段做检测试剂，其中一个片段先固定在滤膜上；另一个片段加以标记作为液相探针，液相中存在的目的 DNA，同时与固定在滤膜上的 DNA 片段和探针发生杂交形成"三明治"杂交体。该方法最大的优点是敏感性高，但需两个核酸片段作为反应剂，且操作较复杂，目前尚未广泛应用。

（三）探针种类及应用

1. 细菌性探针

这类探针用于弯曲菌属、肠毒性大肠埃希菌、军团病杆菌属肺炎支原体、淋球菌、铜绿假单胞菌、沙门菌属、志贺菌属、弧菌属等细菌的鉴定与诊断。

2. 病毒性探针

这类探针可用于腺病毒，巨细胞病毒，肠病毒，EB 病毒甲型肝炎病毒（HAV）、乙型肝炎病毒（HBV）、丙型肝炎病毒（HCV）、丁型肝炎病毒（HDV）、人体免疫缺陷病毒（HIV）、单纯疱疹病毒（HSV），以及水痘病毒等病毒的诊断。

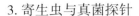

3. 寄生虫与真菌探针

这类探针可用于马来丝虫、利什曼原虫、克鲁斯氏锥体虫、曲霉菌属及白色假丝酵母菌（白色念珠菌）等的诊断。

二、聚合酶链式反应

聚合酶链式反应（Polymerase Chain Reaction, PCR），又称体外 DNA 扩增技术，由美国 cetus 公司和加利福尼亚大学联合创建（1958 年）。由于该技术敏感性高、特异性强，在传染病、遗传性疾病及肿瘤等领域里已得到广泛应用。

（一）基本原理

所谓 PCR 技术，本质上是模拟天然 DNA 的复制过程，体外进行特异性 DNA 扩增，在试管中经过 30～40 次循环，靶序列可被扩增上百万倍，因而大大地提高了灵敏度。过去要几天、几周或数月才能完成的工作，通过 PCR 扩增技术，几小时就可完成，通过一个细胞、一根头发、一滴血、一块精斑，乃至上万年前的尸骨残骸就可以进行检测。因此有人称 PCR 技术为分子生物学上的一次革命，是体外"分子克隆"或"无细胞系克隆"。原则上讲，只要有一段高度保守的 DNA 或 RNA，就可以作为靶序列设计引物进行 PCR。PCR 扩增的特异性依赖于两个寡核苷酸引物，这对引物位于靶 DNA 两侧并分别与对应 DNA 互补。PCR 包括三个基本步骤：① DNA 热变性，加热使靶 DNA 双链解离；②引物复性（又称退火），当温度降低时，两个引物分别与模板 DNA 两条链的 3' 末端杂交；③引物延伸，在 DNA 聚合酶的催化下，引物沿着模板 DNA 的 3' 末端向 5' 末端方向延伸，合成一条与模板 DNA 完全互补的新链。新合成的 DNA 双链经变性解离后，又可作为模板与剩余引物杂交，在 DNA 聚合酶的催化下，引导合成新的靶 DNA 链，完成第二轮循环，如此重复上述变性、复性及延伸过程，使靶 DNA 量不断增加。被扩增的 DNA 片段长度由两个引物 5' 末端 DNA 靶序列限定。PCR 扩增倍数为 $(1+X)n$，其中 X 为每次循环中模板与引物的结合率，可达 70%～100%，n 为循环次数。循环 30 次，靶 DNA 可被扩增 106～107 倍。PCR 的体外扩增过程遵循酶的催化动力学原理，靶 DNA 片段扩增最初表现为直线性上升，随着靶 DNA 片段的逐渐积累，当引物—模板—DNA 聚合链达到一定比例时，酶的催化反应趋于饱和。此时靶 DNA 产物不再增加，即出现所谓的"平台效应期"。达到平台效应期所需 PCR 循环次数决定于起始底物拷贝数（copies）、PCR 扩增效率及

DNA 聚合酶种类等因素。起始靶 DNA 的拷贝数越多，PCR 扩增效率越高，则达到 PCR 平台期所需的循环次数就越少。

（二）PCR的临床应用

1. 艾滋病（AIDS）

PCR 问世不久就被用于 AIDS 的诊断。目前 AIDS 的诊断主要采用血清学方法检测特异性抗体。虽然血清学试验可以确定是否接触过人类免疫缺陷病毒（HIV），但它不能肯定是否存在 HIV 感染。要确定 HIV 感染，必须从血清抗体阳性患者体内分离 HIV 病毒。因为 HIV 感染者的外周血淋巴细胞（PBL）中，仅万分之一白细胞含有病毒 RNA，所以需要采用体内培养，使 HIV 增殖（细胞依赖性扩增），但这种方法往往需要 3~4 周，而且结果不稳定。如果采用 PCR 技术扩增 HIV 病毒核酸的保守序列（非细胞依赖性扩增），然后用寡糖核苷酸限制方法鉴定，则不仅使诊断的敏感性大为提高，而且将诊断的时间也缩短到了 3 d 以内。有研究者应用这种方法从 11 例抗 –HIV 阳性而 HIV 培养阴性的血标本中检测出 7 例病毒核苷酸阳性，检出率为 64%。还有研究者同时应用寡糖核苷酸限制 PCR 方法（PCR-OR）和转印杂交检测 HIV 病毒，结果用 PCR-OR 法从 19 例有逆转录酶活性的细胞 DNA 标本中鉴定了 17 例标本有 HIV 病毒核酸，而用 PCR-OR 方法从 18 例反转录酶阳性细胞的 DNA 标本中，只鉴定了 11 例有毒 DNA，而且用 PCR-OR 方法还从 41 例反转录酶阴性细胞 DNA 样品中，鉴定出 9 例含有 HIV 核酸序列。通常认为，如果培养细胞系的反转录酶活性为阴性，即表明 HIV 阴性。PCR 的应用纠正了这种看法，提高了检测的敏感性。

2. 病毒性肝炎

HIV 感染是应用 PCR 最成功的范例之一。随着 PCR 用于乙肝病毒的脱氧核糖核酸（HBV-DNA）检测结果的积累，这项技术大大地丰富和更新了人们对乙型肝炎病毒（HBV）感染的认识。应用 PCR 技术，可以发现低水平乙型肝炎病毒（HBV）感染者。有学者应用 PCR 检测乙型表面抗原（HBsAg）阴性的慢性活动性感染，发现 67% 的病例 HBV-DNA 为阳性，进一步分析发现，单项抗 –HBc（乙型肝炎病毒核心抗原的相应抗体）或抗 –HBs（乙肝表面抗体）阳性及 HBV 标志物均阴性的慢性活动性感染患者 HBV-DNA 的检出率分别为 92%、44% 和 60%，明显高于正常人群。还有学者采用 PCR 检测原发性肝癌合并慢性肝炎患者肝组织中 HBV-DNA，在血清抗 HBs 阳性和 HBV 标志物全部阴性患者中，同样也有多数病例可以检出 HBV-DNA。这些结果提示，在 HBsAg 阴性的慢性肝病患者中，仍以 HBV 感染为主，持续病毒复制是肝脏病变活动的主要原因。

3. 重新评价 HBV 感染的自然史和 HBV 标志物的意义

临床上常通过测定 HBV 的抗原和抗体来判断 HBV 感染的不同阶段。一般认为，感染最早出现 HBsAg，以后出现乙肝病毒 e 抗原（HBeAg）和抗 -HBc，表示患者处在病毒复制的活跃阶段，当 HBeAg 转为抗 -HBe 时，提示 HBV 复制停止，当 HBsAg 转阴后伴随抗 -HBs 产生，预示 HBV 感染的结束。但有文献报告显示，PCR 发现 88.9% 的抗 -HBe（乙型肝炎 e 抗体）阳性患者血清中存在 HBV-DNA，提示 e 系统血清转换后，HBV-DNA 并非完全消失，甚至还发现 50% 的抗 -HBs 阳性慢性肝病患者的血清 HBV-DNA 为阳性。因此，从 PCR 检测 HBV-DNA 结果来看，以 s 系统和 e 系统持续来评价 HBV 自然感染史，划分病毒复制和非复制阶段，分析肝炎是否活动等，均存在一定的局限性。

4. 病毒复制和表达的研究

Paterli 等应用 PCR 技术检测 28 例 HBsAg 阴性的原发性肝癌患者肝组织，发现 17 例 HBV-DNA 阳性，其中 8 例血清抗 -HBs 或抗 -HBc 阳性，9 例血清 HBV 标志物均为阴性，抽提其中 5 例肝组织 RNA，经反转录合成互补脱氧核糖核酸（cDNA），然后用 PCR 扩增 S 区片段，发现 4 例呈阳性，提示 HBV 感染标志物阴性的肝癌组织中有 HBV-DNA 存在，其基因转录活跃，但翻译缺陷，说明 HBV 可能存在表达缺陷型。 Ulrich 等对 1 例 HBsAg 和抗 -HBc 阳性而 HBeAg 阴性的重症肝病患者，用 PCR 扩增前 C 区片段，将扩增的 DNA 片段克隆后转染 HepG2 细胞（来源于肝癌组织），转染后 HepG2 细胞质中有病毒核心颗粒，但不分泌 HBeAg，提示 HBeAg 的表达并非病毒复制所必须，同时，说明 HBeAg 不是免疫细胞致肝细胞所攻击的重要靶抗原。

5. HBV 变异株的研究

应用 PCR 可选择性扩增 HBV-DNA 的某一片段将扩增产物纯化后，进行克隆和序列分析。此法不经建立基因体，筛选目的基因和克隆等体外扩增步骤，只需几小时，扩增反应制备模板即可用于病例分析，既简便快速，又节省人力和物力。借助于 PCR 技术，已陆续发现了前 S、S、前 C 和 P 区基因突变的 HBV 变异体，其中，前 C 区基因突变备受重视。Okamato 等系统地研究了 3 例无症状 HBsAg 携带者 HBeAg 阳性转为抗 –HBe 阳性过程中的基因变化，通过 PCR 扩增后作病例分析，发现当携带者为 HBeAg 阳性时，很少甚至几乎无前 C 区第 28 位突变终止密码；当携带者为抗 –HBe 阳性时，约 97% 的 HBV 克隆均有突变株。Gerken 等 1 例肝癌患者血清用 PCR 扩增前 S 片段后作序列分析，发现前 S 基因有缺损，提示同一患者体内可有多种形式的前 S 区基因突变，推测前 S 区突变可能与免疫消除 HBV 障碍有关，从而导致 HBV 持续感染。在丙型肝炎病毒（HCV）感染中采用反转录 PCR 或近期建立的套式 PCR 方法检测病毒 RNA 开始得到应用，并显示出了良好的迹象。由于抗 –HCV（丙型肝炎病毒抗体）出现晚（平均在感染 HCV 后 15 ～ 21.9 周），血浆及感染肝细胞中 HCV–RNA（血清丙肝病毒）含量甚微，采用转印杂交技术也不易检出，而使用 PCR 技术，可早至感染 HCV 后 1 周就可检测到 HCV–RNA。这对丙型肝炎的早期诊断及献血员的筛选具有重要意义。PCR 用于 HAV（甲型肝炎病毒）转印杂交和 HDV（丁型肝炎病毒）的感染还处在探索阶段，其确切意义尚待进一步评价。

（三）巨细胞病毒感染（CMV）

CMV 通常认为是一种机会性致病病毒，当人体免疫功能降低时，才引起疾病。血清抗体检测仅能明确既往有过 CMV 感染，并不能明确体内有无 CMV 存在。有学者对 28 例组织培养 CMV 阳性标本用 PCR 检测 CMV–DNA 发现均为阳性，27 例 AIDS 患者用此法检测有 14 例 CMV–DNA（巨细胞病毒 DNA）为阳性，较组织培养敏感，且所需时间短，适用于快速诊断，用 PCR 检测 CMV–DNA，其敏感性可达 0.15 fg 水平，相当于 6 个拷贝基因，用该法直接对尿液标本检测 CMV–DNA，阳性率明显高于 ELISA、杂交法和病毒分离。

（四）单纯疱疹病毒（herps simplex virus, HSV）

PCR 技术用于 HSV 感染诊断的例数不多，但从有限的检测结果分析，该法具有较好的特异性。11 例皮肤活检的石蜡包埋切片用 PCR 检测 HSV–DNA（单纯疱疹病毒 DNA），其中 7 例病理改变为 HSV 所致。HSV–DNA 均为阴性，而 1 例水痘带状疱疹病毒感染切片和 3 例正常切片 HSV–DNA 均为阴性。有人用 PCR 检测单纯疱疹病毒脑炎脑脊液（CSF）中的 HSV–DNA，4 例该病患者的 CSF 上清液 HSV–DNA 均为阳性，6 例其他脑炎患者 HSV–DNA 均为阴性。

（五）人乳头瘤样病毒感染（HPV）

目前对 HPV 感染的诊断主要依靠细胞培养，所需时间长且阳性率低，难以在临床上应用。用 PCR 则可以确定有无 HPV 感染。Pao 等对 102 例正常妇女的宫颈及阴道上皮细胞用 PCR 技术检测 HPV-DNA，发现有 43 例（42.2%）为阳性，12 例宫颈癌患者的癌组织 HPV-DNA 为阳性，说明宫颈癌与 HPV 感染有关。Melchers 等用 PCR 技术对 17 例男性尖锐湿疣患者的尿液检测 HPV-DNA，发现 15 例（88%）HPV-DNA 为阳性，而 14 例健康男性无 1 例为阳性。说明尖锐湿疣和 HPV 关系密切。Shibata 等抽取石蜡包埋的切片组织 DNA，应用 PCR 扩增增及 cDNA 探针杂交，只需 1 片厚 5 pm 切片组织即可作出诊断，结果特异、快速（24 h 以内）、敏感，20 个拷贝的病毒即可被检出。

（六）其他感染性疾病

肺炎支原体是呼吸道系统疾病的常见病原体，主要引起支原体性非典型肺炎。目前应用培养分离病毒和血清学检查均不能达到快速诊断的要求。尽管已有 DNA 探针可用于诊断，但敏感性差，仍有漏诊。Bernet 等成功地将 PCR 技术用于支原体 DNA 检测，初步研究结果证实，安全、方便、快速，均可作为常规方法应用。钩端螺旋体病感染的早期诊断对指导治疗极为重要。目前为钩端螺旋体病缺乏快速实用的早期诊断方法。 Vanes 等用 PCR 技术检测了 21 例牛尿标本钩端螺旋体 DNA，同时与其进行比较，发现 10 例血清抗体阳性的标本，PCR 技术均为阳性，11 例血清抗体阴性标本中，PCR 技术检出了 3 例为阳性，而快速转印杂交法仅发现两例阳性。PCR 用于检测钩端螺旋体 DNA，其敏感性和特异性均较佳，且快速，尤其适用于钩端螺旋体病的流行病学调查和早期诊断。此外，还有少量文献报告 PCR 在肾病综合征、出血热、结核病、疟疾及伤寒等传染病诊断中的应用，由于病例较少，方法不统一，过渡到临床还需一个完善的过程。

三、DNA 指纹图谱分析

DNA 指纹图谱分析是 DNA 分子的限制性核酸内切酶切位点排列顺序分析，因此也称限制性核酸内切酶图谱分析，主要用于细菌种系和菌株的鉴定。指纹图谱的测定方法有多种，其中，以部分酶切法和两种不同专一性限制性核酸内切酶交叉组合酶切法最为常用。

（一）部分酶切法

首先用多种限制性核酸内切酶完全水解 DNA，然后测定完全酶解后的片段数目和每个片段的相对分子质量。选择合适浓度的琼脂糖凝胶或聚丙烯胺凝胶作为载体进行电泳，把绝大多数酶切片段分开。这些片段的分子量以泳动的距离来判断。在合适的条件下，DNA 片段泳动的距离是和该片段的分子量对数成正比的。一般是将完全酶解片段与标准片段（如人 DNA 的 Hind Ⅲ，ECORI 的酶切片段）一起电泳，以标准片段的泳动距离对它们的分子量对数作图得到一条曲线，然后根据待测片段的泳动距离，从标准曲线上查出该片段的相对分子质量。如果 DNA 片段是放射性核素 2P 标记的，那么也可以从每个片段的放射性占整个 DNA 分子的放射性的百分比来推算出其片段的相对分子质量。完成第一条测定后，将 DNA 用限制性核酸内切酶进行部分酶切，并测定这些酶切片段的相对分子质量，将这些片段相对分子质量和完全酶切片段相对分子质量进行比较，便可推测哪些完全酶切片段是相邻的。

（二）交叉组合酶切法

该法是顺序地或交叉地用两种限制性核酸内切酶水解底物 DNA，然后分析这些酶解产物，从而确定这两种酶切点的关系。利用这种方法不仅可以得到两种或多种限制性核酸内切酶指纹图谱，而且可以相互校对，使结果更加可靠。一般先建立产生片段较少的限制性核酸内切酶的指纹图谱，然后在这个基础上，建立产生片段较多的限制性核酸内切酶图谱。

（三）改进的部分酶切法

如果 DNA 片段上的酶切点太多，这时，部分酶切片段的数目则要大大多于完全酶切片段的数目，会给分离带来很多困难。目前有一种改进的部分酶切法使测定方法简化，该法首先将待测的 DNA 分子用放射性核素 2P 进行 5 末端标记，然后进行部分酶切后电泳，做放射性自显影。这样，只有带放射性标记的片段才能出现在放射性自显影图上，谱线的数目相当于完全酶切的片段数目，相邻谱线的碱基对数目之差就是两个邻点之间这段 DNA 片段的大小。

第三节　单克隆抗体技术

"克隆"一词由英文"clone"音译而来，意为"无性繁殖细胞系"，指由一个祖先细胞分裂而形成的一个细胞群体。机体经抗原刺激后，体内 B 细胞呈克隆增殖，不同 B 细胞克隆，可产生不同特异性抗体，但即使是单一抗体，由于它本身具有多个不同抗原决定簇（一个抗原决定簇激活一个 B 细胞），故可激活许多个 B 细胞，产生许多特异性和亲和力不同的抗体。因此，血清中的抗体常呈高度异源性，用普通制备抗血清的方法得不到高度特异、均一的抗体。早年单一免疫球蛋白的唯一来源是多发性骨髓瘤患者的血清。多发性骨髓瘤患者由于骨髓内浆细胞的恶性增殖，分泌大量单一的某种免疫球蛋白或片段，常是单克隆，但来源有限。采用实验方法选出具有合成和分泌某种特异性抗体能力的 B 细胞，并令其增殖为一株淋巴细胞系，即为单克隆，它所合成的抗体即单克隆抗体（monoclonal antibody，McAb）。

单克隆抗体（杂交瘤）技术是 1975 年 Köhler 和 Milstein 首先报道的一种产生 McAb 的技术。它先利用肿瘤细胞的高度增殖率和 B 细胞合成抗体的功能，借助融合剂的作用，将两个细胞融合成新的杂交细胞，即杂交瘤细胞。它既具备瘤细胞能在体外培养传代的特点，又保留浆细胞分泌特异性抗体的功能。产生 McAb 的杂交瘤为 B 淋巴细胞杂交瘤，由脾细胞中 B 淋巴细胞与骨髓瘤细胞融合而成，多数是小鼠—小鼠杂交瘤，这种细胞融合技术，称为杂交瘤技术或单克隆抗体技术。

一、单克隆抗体技术的基本原理

骨髓瘤细胞和脾细胞的融合形成除了有骨髓瘤细胞 – 脾细胞外，尚可有骨髓瘤细胞 – 骨髓瘤细胞、脾细胞 – 脾细胞间的融合，另外还有一些未融合的以单细胞形式存在的骨髓瘤细胞和脾细胞。从这些类型细胞中选取骨髓瘤细胞 – 脾细胞融合的杂交瘤细胞，主要是依靠选择性培养基来完成。含有次黄嘌呤（H）、氨基蝶呤（A）和胸腺嘧啶（T）的细胞培养基，简称 HAT 培养基。细胞合成 DNA 有两个途径，当细胞内鸟嘌呤核苷的主要途径被叶酸拮抗剂氨基蝶呤阻断时，细胞需依赖"补救"酶，次黄嘌呤 – 鸟嘌呤磷酸核糖转移酶或胸腺嘧啶核苷激酶（TK）的作用来合成 DNA。若缺乏其中之一，DNA 合成即终止。任何细胞若缺乏次黄嘌呤磷酸核糖转移酶（HGPRT），在 HAT 培养基中，由于主要合成 DNA 的途径被切断，又不能利用次黄嘌呤和胸腺嘧啶经旁路合成 DNA，此细胞将死亡。

目前适合融合的骨髓瘤细胞系如 NS–1、SP2/0 等皆为 HGPRT 缺陷型突变株，在 HAT 培养基中不能生长，融合骨髓瘤细胞 – 骨髓瘤细胞及单个骨髓瘤细胞均要死亡，脾细胞包含有 HGPRT，但在体外难以生长繁殖，一般在两周内要自然死亡。唯有与 HGPRT+ 的供体脾细胞融合而获得的 HGPRT 补充的杂交瘤细胞，可利用补救途径在 HAT 培养基中繁殖生长，然后借助敏感的检测技术，从诸多杂交瘤细胞中筛选出能够产生特异性抗体的杂交瘤细胞。

二、单克隆抗体技术实施中的六点原则

单克隆抗体技术包括一系列技术实验步骤和操作流程，如动物免疫、细胞培养、细胞融合和杂交瘤选择、杂交瘤胞系克隆和再克隆、抗体检测和扩增，以及杂交瘤细胞株的冷冻保存和复苏。几乎每一步骤都可采用不同技术方法，但下述一些原则是发挥或保证单克隆抗体技术成功的关键。

（一）淋巴细胞（脾细胞）供体动物的选择

小鼠和大鼠是迄今最常用的免疫亲代淋巴细胞（脾细胞）供体动物。小鼠通常是首选的供体动物，因为来源方便，易于饲养，尤其是已有许多适宜作为融合对象的小鼠骨髓瘤细胞株可供选择。目前用于单克隆抗体技术的小鼠骨髓瘤细胞株均来源于 BALB/c（近交系小鼠）鼠系，故 BALB/c 小鼠（白变种实验室老鼠）应被首选为免疫亲代淋巴细胞的供体动物，其所产生的杂交瘤也可在 BALB/c 小鼠体内生长，有利于抗体的扩增。

供体动物一般应选择与提供的骨髓瘤细胞株的动物同一品系，避免因组织相容性抗原不相配等原因而不能获得稳定的杂交瘤细胞株，或因无法扩增而得不到相应的、足以应用的抗体。

除小鼠—小鼠单克隆抗体以外，已有大鼠—大鼠、大鼠—小鼠、人—鼠、人—人等单克隆抗体技术的报道，其中，人源单克隆抗体的制备最引人注目，它

将标本技术应用于临床实践，开辟了一条新途径，只是技术难度大，极难获得稳定而又高分泌的交瘤细胞株，采用 EB 病毒（人类疱疹病毒 4 型）转化人 B 细胞与小鼠骨髓瘤细胞杂交技术，拟有较好的应用前景。

（二）融合用骨髓瘤细胞株的基本要求

骨髓瘤是一种抗体生成细胞肿瘤，通常称为浆细胞瘤（plasmacytoma）或骨髓瘤（myeloma），可合成瘤细胞本身重链和轻链特异性免疫球蛋白，在杂交瘤中，必然会产生大量的与骨髓瘤重链或轻链组成的不能结合特异性抗原的混合分子，使目标特异性抗体的滴度大大降低。为充分发挥单克隆抗体技术潜力，要求这些骨髓瘤细胞系至少满足两个基本要求：第一，本身不产生骨髓瘤特异性免疫球蛋白，但不妨碍杂交后免疫亲代供体特异性抗体的产生；第二，本身次黄嘌呤 - 鸟嘌呤磷酸核糖转移酶缺陷，或对 HAT 选择性培养基敏感，使未形成杂交瘤的瘤细胞迅速凋亡，以免淹没杂交瘤细胞影响其生长。目前已有一系列适合融合的小鼠系骨髓瘤细胞株可供选择，皆来自 BALB/c 小鼠系。

（三）免疫亲代供体动物的免疫

免疫亲代供体动物的免疫方法，可能是决定抗原特异性抗体形成细胞数量和适合融合的分化阶段的重要因素。无论采用何种免疫方法，其免疫程序应包括预免疫和加强免疫两个步骤。预免疫时，虽可刺激动物产生抗体，并可以此作为检定是否产生特异性反应的指标，但更重要的目的在于增加抗原特异性。记忆状态的 B 细胞数量，宜以小剂量、间隔时间长、多次为宜。加强免疫宜在细胞融合前 3 d 以较大剂量抗原静脉给予，使活化记忆细胞群呈同步化状态（母细胞化）而适合融合（与骨髓瘤融合的 B 细胞应处在利于融合的分化状态，不要已形成分泌抗体的成熟浆细胞）。

（四）细胞融合

使骨髓瘤细胞和免疫亲代脾细胞互相融合成杂交瘤细胞是单克隆抗体技术的关键步骤。目前用于细胞融合的促进剂是聚乙二醇（polyethylene glycol，PEG），相对分子质量为 1000~6000。应注意的是，PEG 的浓度以 40%～50% 为宜。浓度在 30% 以下，细胞融合率低；超过 50%，毒性过大。pH 以 8.0～8.2 融合率最高。融合时间与 PEG 浓度密切相关，在浓度为 50% 时融合时间不超过 1～2 min，此外、温度、细胞数量、脾细胞与骨髓细胞比例等都直接影响细胞融合的成功率。由于至今未能解决从一次或多次融合中筛选出能分泌目标特异性单克隆抗体的杂交瘤细胞株的随机性，尽管上述因素都注意到了，但并不能从根本上改变单克隆抗体技术的异型细胞融合率低这一固有的局限性。

（五）杂交瘤克隆化

早期克隆和反复再克隆是获得稳定杂交瘤细胞系的重要保证，在选择杂交瘤过程中，一旦细胞培养板一侧有阳性生长孔，应尽快进行克隆化操作，目的是保证杂交瘤细胞培养的单克隆性，确保所分泌的抗体是单克隆，保证分泌目标抗体的单克隆杂交瘤细胞株的稳定性。目前进行克隆化大多数应用有限稀释法，克隆化操作至少进行2次，以保证所得到的是单克隆，并减少因染色体丢失而成为抗体分泌终变异株。

（六）筛选特异目标单克隆抗体

选择特异性目标单克隆抗体，应建立一种简便、快速、敏感、稳定而又特异的检测方法，以便能在较短时间内对上百份标本（杂交瘤培养上清）进行特异性鉴定，固相酶联免疫吸附测定法（ELISA）因能满足绝大多数目标抗体筛选要求，已在单克隆抗体技术的初筛和再克隆中广泛应用。

三、单克隆抗体在传染病学中应用

单克隆抗体技术问世已有40多年，目前已显示出强大的生命力。几乎渗透到生物医学的各个领域，正在推动着医学科学向前发展。在传染病范围内，亦同样得到了广泛应用，并日益发挥其不可估量的作用。

（一）在病原学和发病机制方面

单克隆抗体技术使几乎所有的抗原物质可以采用本技术获得针对某一抗原决定簇的单克隆抗体，解决了过去采用多克隆抗体（血清）的手段因异质性和效价低等原因而达不到目的，如可以确定某些病毒病原体的变异性，病原体功能结构特点及发病机制上的作用等。有些病毒如狂犬病病毒、腮腺炎病毒，一向被认为较为稳定、抗原化单一，经用 McAb 检测后，不但揭示了它们本身抗原性存在差异，而且因发现狂犬病毒株和制备疫苗的固定毒株之间存在明显的抗原差异缺乏足够的交叉保护，阐明了过去以为疫苗质量或注射时间太晚，使其保护作用不满意的原因。

流感病毒可发生变异，采用 McAb 研究其变异性时发现，它们的变异均发生血凝素多肽 N 端的单个氨基酸上，提示氨基酸的替换与抗原改变之间的关系，在研究抗原结构或特性上，应用 McAb 技术发现，霍乱弧菌肠毒素是一个由 A 亚单位和 B 亚单位的非共价键结合的寡聚体。A 亚单位有 A1、A2 两个片段，B 亚单位由 5~6 个相同的多肽聚合而成，McAb 技术不仅能更精确可靠地证明疟原虫在红细胞内不同发育阶段的变化，并能证实其中相对分子质量为 25 万的蛋白具有保护功能 (与裂殖子的侵入功能有关)，在诱导和表达免疫反应中起重要作用。两种或数种不同来源的抗原，若能与某一种 McAb 发生反应，则表示它们存在共同的抗原决定簇，可用作病原进化亲缘关系的调查。在发病机制方面的研究有用 McAb 观察单纯疱疹病在裸鼠耳郭上繁殖后，沿神经途径扩散到神经节、脊髓、脑和肾上腺的情况等。

（二）在诊断方面

正是因为 McAb 具备 PcAb (多克隆抗体) 所缺乏的特异性、匀质性、敏感性、精确性和可重复性，它在传染病诊断中已得到了广泛的应用。目前 McAb 诊断试剂已替代绝大多数常规抗血清。由于 McAb 可直接检测临床标本并快速鉴定，解决了病原学的早期诊断。McAb 还解决了同属异种病毒间的交叉反应，如乙型脑炎和登革热脑炎两种病毒同属虫媒病毒，存在明显的交叉反应，在两种病毒同时存在的地区，可造成诊断和流行病学监测上的困难，上述两种病毒 McAb 的获得，只需用免疫荧光法就可以区分。McAb 还可用来观察机体内某些抗原抗体消长的情况，典型的例子是 HBsAg 和抗–HBs 间有一"窗口"，即 HBsAg 消失后，抗–HBs 出现前血清中既查不到 HBsAg，也没有抗–HBs，使用 McAb "转阴"的血清中又可检出 HBsAg，直到抗–HBs 出现。这一方面是 McAb 敏感性高，提高了 HBsAg 的检出率，更重要的是，它可以检测已形成 HBsAg 抗–HBs 复合物中的 HBsAg。

（三）在治疗学上的应用

目前，McAb 用于治疗仍处于实验探索阶段，但已有不少动物实验报告，应用 HSV–1 McAb 可保护已感染 HSV–1 达 24 小时的小鼠不发生脑炎，并全部存活，对照组则有 50% 死亡，使用乙型脑炎病毒 McAb 皮下注射治疗感染 24、

28 h 的小鼠，治疗率分别达到 60% ~ 100% 和 60% ~ 84%。McAb 也可作为载体（生物导弹），使有效药物直接作用于靶抗原，即避免全身反应，又可发挥最大的效力。用 McAb 于临床治疗，需要注意防止异种 McAb。引起的过敏反应，应尽可能使用人源 McAb，也可采用木瓜酶处理小鼠 McAb，从中分离 Fab（急性白血病的分型诊断标准），以减少异种动物抗体的副作用。人源 McAb 被动免疫治疗白喉等疾病，由于 McAb 纯度高、特异性强，具有疗效好等优点，并逐步取代抗血清。

（四）在预防医学上的应用

在传染病的预防中，McAb 的作用包括以下几个方面：直接用于免疫预防如狂犬病、破伤风、病毒性肝炎等；用于流行病学鉴定和监测，许多病原体抗原性的漂移和变异；及时预防疾病的流行，并指导制备相应的变异株疫苗；筛选病原体中具有保护功能的抗原制备亚单位疫苗。

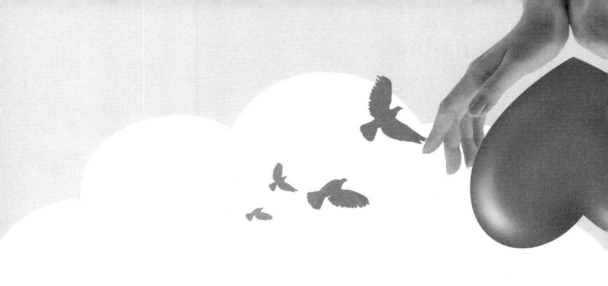

第三章　生殖内分泌疾病

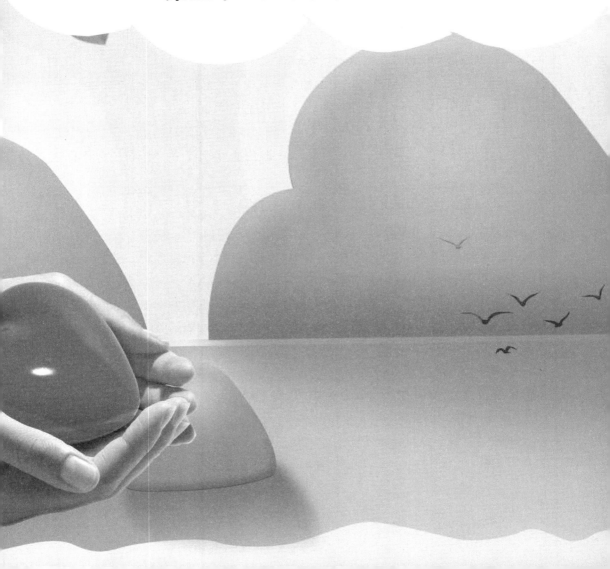

第一节 异常子宫出血

一、异常子宫出血的认识和分类

(一)正常月经及异常子宫出血的概念

正常月经依赖于肝细胞生成素(HPO)的神经内分泌功能及其相互协调和子宫内膜的正常反应。正常月经具有自限性机制包括子宫内膜同步剥脱、修复,子宫内膜前列腺素平衡以及局部凝血功能增强。

正常月经的定义包括月经周期的频率和规律性、经期长度、经量四个要素,定义为月经周期 21 ~ 35 d,经期持续 3 ~ 7 d,失血量为 20 ~ 60 mL。

异常子宫出血(AUB)是妇科常见的症状和体征,作为总的术语,是指与正常月经的周期频率、规律性、经期长度、经量任何一项不符的、源自子宫腔的异常出血。

(二)异常子宫出血分类及处理的认识过程

国际上与 AUB 相关的医学术语和定义存在长期的混淆,缺乏一致的命名方法、统一的标准和病因分类,阻碍了其临床诊疗、学术交流及多中心科学研究的设计和结果解读。为解决以上问题,国际妇产科联盟(FIGO)于 2005 年建立了月经异常工作组(FMDG),开始整理术语和分类,废弃了混淆的术语,对正常月经和 AUB 相关医学术语和定义的推荐逐渐统一。2007 年发表了关于"正常和异常子宫出血相关术语"的共识。2011 年 FIGO 正式提出了"育龄期非妊娠妇女 AUB 病因新分类 PALM-COEIN 系统"(FIO 将 AUB 病因分为两大类九个类型,按英语首字母编写),将 AUB 按病因分为 9 类,以每个疾病的首字母缩写命名,统一用词,用以指导临床治疗及研究。

我国妇产科学界对异常子宫出血的认识也经历了一段历程。2009 年中华医学会妇产科分会妇科内分泌学组和绝经学组发布了子宫出血方面临床诊疗指南,并附有四个附件，包括异常子宫出血的器质性病因、子宫内膜去除术、子宫内膜增生的内分泌治疗、避孕药具在功血治疗中的应用。

为了与国际接轨，中华医学会妇产科分会妇科内分泌学组制定育龄期非妊娠妇女AUB临床诊断与治疗指南（《中华妇产科杂志》2014年第11期），重点为：引进FIGO"正常和异常子宫出血相关术语以及病因新分类系统"；梳理AUB病因诊断与治疗流程。指南所述AUB限定于育龄期非妊娠妇女，因此，需排除妊娠和产褥期相关的出血，也不包含青春期发育前和绝经后出血。

（三）非妊娠育龄女性AUB病因的PALM-COEIN分类系统

非妊娠育龄女性AUB病因的PALM-COEIN分类系统命名基于每个疾病的首字母缩写，即子宫内膜息肉、子宫腺肌病、子宫肌瘤、恶变和癌前病变、凝血障碍、排卵障碍、子宫内膜原因、医源性因素、未分类。其中PALM组存在可以用影像学技术和(或)组织病理观察到的结构异常，COEIN组不存在上述结构异常。

九类病因所致的异常子宫出血有：子宫内膜息肉所致异常子宫出血（AUB-P）、子宫腺肌病所致异常子宫出血（AUB-A）、子宫平滑肌瘤所致异常子宫出血（AUB-L）、恶变和癌前病变所致异常子宫出血（AUB-M）、凝血障碍所致异常子宫出血（AUB-C）、排卵障碍所致异常子宫出血（AUB-O）、子宫内膜原因性异常子宫出血（AUB-E）、医源性异常子宫出血（AUB-I）、未分类异常子宫出血（AUB-N）。

1.AUB-P

子宫内膜息肉包括通过超声(盐水灌注超声)、宫腔镜或两者联合检查可以发现，确诊需做组织病理检查。诊断时应排除子宫内膜的息肉样改变(正常子宫内膜变异)。

2.AUB-A

子宫腺肌病与发生AUB的关系尚不明确，主要表现为月经过多和经期延长，多数患者有痛经。盆腔超声是主要的辅助检查手段。

3.AUB-L

子宫肌瘤很常见，促使FMDG创立了一级、二级和三级分类系统：一级分类反映是否存在一个或多个子宫肌瘤，由超声检查确定，不考虑肌瘤的位置、数量和大小。二级分类将子宫腔的黏膜下肌瘤（SM）与其他肌瘤（O）区分开，因为前者最易引起 AUB。三级分类由 Wamsteker 等人提出，后被欧洲人类生殖和胚胎协会（ESHRE）采纳，先将肌瘤分为黏膜下、混合型和其他三类后又进一步细分，黏膜下肌瘤又分为带蒂完全位于宫腔内（O 型）、＜50% 位于肌壁间（1 型）、＞50% 位于肌壁间（2 型）；其他型肌瘤又分为紧靠内膜的肌间肌瘤（3 型）、肌壁间肌瘤（4 型）、浆膜下＞50% 位于肌间（5 型）、浆膜下＜50% 位于肌间（6 型）、带蒂浆膜下（7 型）、其他特殊类型如宫颈肌瘤、阔韧带或寄生肌瘤（8 型）；混合型：用连字符分别列出两个数字，第一个数字指与子宫内膜的关系，第二个数字指与浆膜的关系。

4.AUB-M

子宫内膜不典型增生和恶变是 AUB 重要的病因。尽管在育龄女性相对少见，但对育龄女性，尤其有高危因素如肥胖或长期无排卵者，必须考虑到该诊断。

5.AUB-C

凝血功能障碍包括引起 AUB 的系统性疾病。有证据表明 13% 的月经量过多（HMB）妇女存在通过生化检测可发现的凝血系统异常疾病，最常见的是血管性血友病，其中约 90% 可通过详问病史确定。

6.AUB-O

排卵障碍主要为无排卵型异常子宫出血，也包括稀发排卵及黄体功能不足，主要由于下丘脑－垂体－卵巢轴功能异常引起。出血模式表现各异，有时会引起大出血和重度贫血。常见于青春期、绝经过渡期。

7.AUB-E

当 AUB 表现仍有月经周期规律可循，表明有正常排卵，又缺乏其他明确病因时，最可能是子宫内膜局部止血机制异常引起，包括缺乏血管收缩因子、纤溶酶原激活物过多引起纤溶亢进和促血管扩张物质产生过多。其他表现为经间期出血，如子宫内膜炎和感染、局部炎性反应异常，或子宫内膜局部血管形成异常。目前尚无诊断这些疾病的特异方法，因此诊断 AUB-E 需排除其他明确异常子宫出血。

8.AUB-I

AUB-I 指使用性激素、医疗器具等因素而引起的 AUB。激素应用时发生的非预期子宫内膜出血称为突破性出血（BTB），是 AUB-I 的主要组成部分，应用左炔诺孕酮宫内节育系统（LNG-IUS）的妇女在置入后前6个月频繁出现突破性出血也属于这一类。当考虑 AUB 是由华法林、肝素等抗凝药，或者由干扰多巴胺代谢引起排卵障碍的药物引起时，则分别归为 AUB-C 和 AUB-O。

9.AUB-N

AUB-N 包括因未充分诊断、检查或可能存在一些引起或不引起 AUB 的情况，如动静脉畸形、子宫肌层肥厚等。此外，也包括只能通过生化或分子生物学检测确定的其他未被识别的疾病。目前将这些疾病归为 AUB-N，如果可以获得进一步的证据，它们可以单独归为一类，或属于已经存在的其他分类中。

（四）AUB新分类废弃和应用的术语

1.FIGO 建议废弃的术语

基于某些术语混乱的用法和定义不清，FIGO 建议将其废弃，包括功能失调性子宫出血；月经过多及其全部用法，即子宫不规则出血；子宫不规则过多出血；月经过少；月经频发；月经过频；子宫出血。

2.FIGO 建议的 AUB 相关术语

慢性异常子宫出血：在过去6个月中大多数时间存在月经量、周期和频率异常的子宫腔出血。不需立即处理。

急性异常子宫出血：突然发生的大量出血，需要立即处理以预防进一步的失血。可单独出现，也可出现于慢性 AUB 的基础之上。

经间期出血（IMB）：有清晰的周期规律、在可预期的月经之间出现的出血，包括随机出现的出血和每个周期固定时间出现的出血。按出血的时间可分为卵泡期出血、围排卵期出血、黄体期出血。

二、无排卵型异常子宫出血处理的相关问题

无排卵型异常子宫出血是排卵障碍性异常子宫出血（AUB-O）的常见类型，属于之前所说的无排卵型功血，多见于青春期或绝经过渡期，也可见于生育期。AUB-O 的诊断治疗可以概括为诊断、止血、调周期三部曲。具体为通过排除法诊断，借助一种化验和两种药物，强调血红蛋白检测的重要性，并采用雌激素或孕激素止血，止血后根据患者的需求调整周期，减少出血。无排卵型异常子宫出血以性激素止血有效为其特点，以下着重阐述该法。

（一）无排卵型异常子宫出血的诊断思路及治疗前准备

无排卵型异常子宫出血是排除性诊断，也叫病因性诊断，通过详细询问病史及辅助性检查排除全身性或生殖系统器质性因素后确诊。另外还要明确有无排卵障碍及排卵障碍类型。

1. 确定异常子宫出血的模式

周期、经期、经量为不规则出血。经间期出血是指两次正常月经之间有点滴出血，可分为卵泡期出血、围排卵期出血、黄体期出血。

2. 排除器质性疾病

诊断无排卵型异常子宫出血时应排除器质性疾病，包括生殖道、非生殖道、全身性疾病，以及医源性子宫出血等。

3. 鉴别有、无排卵及无排卵的病因

有排卵或无排卵的 AUB–O，其病理、生理变化及处理原则都有很大的不同。

4. 借助辅助检查以明确诊断、辅助治疗

育龄期妇女要注意尿或血 HCG（人绒毛膜促性腺激素）测定排除妊娠相关疾病。

血常规、凝血功能的检查等，既可以了解贫血的程度，又有助于排除一些血液系统疾病。在进行性激素止血治疗方案的选择时，血红蛋白水平是一个重要的参考指标。

盆腔超声检查可以排除生殖道器质性病变，并测量子宫内膜厚度及回声。对确定是否行诊断性刮宫及止血方法的应用有参考作用。

性激素水平测定及射频微创自凝刀（BBT）应根据患者病情选择应用，必要时检测患者甲状腺功能。诊断性刮宫排除子宫内膜增生性疾病或癌前病变，尤其是对 PCOS 患者或 40 岁以上患者。

（二）无排卵型异常子宫出血的性激素止血治疗

无排卵型异常子宫出血的性激素止血方法有三种：孕激素内膜脱落法、雌激素内膜生长法及孕激素内膜萎缩法。贫血程度、年龄是选择止血方法时的两个重要参考依据。孕激素内膜脱落法用于轻度贫血的患者，后二者用于贫血严重需立即止血者，其中雌激素内膜生长法仅用于青春期出血者。

1. 孕激素内膜脱落止血法

（1）机制：无排卵型异常子宫出血的病理基础是子宫内膜在雌激素的作用下增生，缺乏孕激素的拮抗，应用孕激素可以使在雌激素作用下的子宫内膜转为分泌期，子宫内膜不再增厚，停药后发生撤退性出血，从而起到止血的效果。

（2）方法：建议应用天然孕激素，主要有黄体酮针剂、微粒化黄体酮、黄体酮胶囊（丸），地屈孕酮是来源于天然孕激素的逆转黄体酮衍生物。

黄体酮，40 mg/d，肌内注射，共 5 d。

地屈孕酮，10 mg，2 次/天，共 10 d。

微粒化黄体酮，200 ~ 300 mg/d，口服，共 10 d。

醋酸甲羟孕，6 ~ 10 mg/d，共 10 d。

（3）孕激素内膜脱落止血法注意事项

①停药后大多数在 2 ~ 7 d 出现撤退性出血，有时一次撤退出血可使血红蛋白（HGB）下降 20 ~ 30 g/L，故此种方法只适合用于贫血不严重的患者，特别是长期淋漓不止但出血量并不多的病例，建议 HGB 大于 80 ~ 90 g/L 者应用。严重贫血者不宜应用。

②患者停药后会发生撤退性出血，出血量有时会多于月经量，患者不必惊慌。

③撤退性出血量较多时，可辅用其他止血剂。年龄较大者可加用丙酸睾酮注射液 25 ~ 50 mg/d，肌内注射，每月最大剂量为 300 mg。撤退性出血一般不超过 7 天，若超过上述时间仍不能止血，应进一步排除其他出血原因。必要时应进行阴道检查或诊断性刮宫除外器质性病变。

④适用于任何年龄的妇女，包括青春期、生育期和围绝经期。

2. 雌激素内膜生长止血法

（1）机制：雌激素使子宫内膜生长，修复创面从而能迅速止血。

（2）方法：口服雌激素 1.25 mg 或戊酸雌二醇 2 mg/4 ~ 6 h，直至出血停止。一般 1 ~ 3 d 血止。血止后 3 d 开始将雌激素逐步减量，每次减量不超过前次剂量的 1/3，每次减量维持 3 d，减量过快会引起再次出血。当减至雌二醇 1 ~ 2 mg/d 的剂量或相当于此剂量时可以维持，直至贫血得到明显纠正后再加用孕激素，用法同上述孕激素内膜脱落止血法。

（3）雌激素内膜生长止血法注意事项

①适用于出血多且贫血严重的青春期患者，HGB 低于 80 g/L，急需迅速止血。

②用药遵循递减原则。

③ HGB 提升后一定要加用孕激素转化内膜。

④止血的同时应注意纠正贫血，必要时可行输血或加用其他辅助止血药物。

3. 孕激素内膜萎缩法

（1）机制：大剂量的高效合成孕激素或以孕激素为主的复方口服避孕药可以使内膜萎缩，从而达到止血目的。

（2）方法：合成孕激素制剂：常用的药物有炔诺酮（妇康片）2.5 ~ 5.0 mg，每 8 h 一次，一般用药后 1 ~ 3 d 血止或明显减少。血止后递减减量，然后维持在稳定剂量，连续用21d 左右，在此期间积极纠正贫血。待 HGB 回升至少达 80 g/L 后，可停药出现撤退性出血。

短效口服避孕药止血法：任何剂型的口服避孕药均可。每次 1 ~ 2 片，每天 2 ~ 3 次，通常在用药后 1 ~ 3 d 血止或明显减少。血止 3 d 后逐渐减量至每天 1 片，维持 21 d 左右，在此期间积极纠正贫血。待 HGB 回升至少达 80 g/L 后，可停药出现撤退性出血。

（3）孕激素内膜萎缩法止血注意事项

①适用于出血多且贫血严重的病例，HGB 低于 60 ~ 70 g/L，急需迅速止血。

②用于任何年龄的妇女，包括青春期、生育期和围绝经期 AUB-O 的止血。

③用合成孕激素制剂时，若有突破出血可配伍小剂量雌激素，如结合雌激素 0.3 mg/d 或戊酸雌二醇 0.5 ~ 1 mg/d。

（4）应用口服避孕药注意事项

①对心血管系统及凝血机制的安全性：目前复方口服避孕药（COC）中炔雌醇剂量降低，孕激素对脂代谢和糖代谢影响很小，不增加心血管疾病的发生率。但是用 COC 止血时应用剂量较大，要注意血栓风险，应慎用并告知患者。

②应用的指征：COC 应用指南明确指出，40 岁以上，或 35 岁以上吸烟患者不宜用口服避孕药，因此 COC 止血时也应遵从这一原则。

③风险告知：因为 COC 止血时应用的剂量比避孕或者调周期时剂量要大，更要注意相关的风险及应用前告知患者。

④应用原则：应用 COC 止血时，首剂量要从 2 片开始，根据出血情况决定第二次用药时间，以尽量减少应用的总剂量。

（三）无排卵型异常子宫出血的非激素止血治疗

无排卵型异常子宫出血的治疗是综合治疗，要重视采用其他辅助止血的方法。

1. 氨甲环酸

氨甲环酸可以抑制纤溶酶原活性，减少出血量。用法为每次 1.0 g，2～3 次 / 天。有颅内血栓性应限制此类药物的应用。

2. 酚磺乙胺

酚磺乙胺可以增强血小板功能及毛细血管抵抗力。用法为每次 0.25～0.5 g，肌内注射或静脉滴注，2～3 次 / 天。

3. 注射用巴曲酶

用法为每次 1 kU，1～2 次 / 天，肌内注射或静脉注射。

4. 维生素类药物

维生素 C 用法为 3.0 g/d，静脉滴注。维生素 K 主要可以促进肝脏合成凝血因子，用法为每次 2～4 mg，3 次 / 天。

5. 棉酚

棉酚代谢产物棉酮可抑制甾体激素的生成，可促使子宫内膜萎缩，适用于年龄较大的绝经过渡期患者。用法为 20 mg/d，连续服用 2 个月后，每次 20 mg，2 次 / 天，治疗期间应同时补充缓释钾，每次 500 mg，3 次 / 天，以防止出现低钾血症。目前临床较少应用。

（四）无排卵型异常子宫出血的手术治疗

1. 刮宫术

诊断性刮宫或宫腔镜下刮宫：异常子宫出血病程超过半年，或超声检查子宫内膜厚度 > 12 mm，或年龄大于 40 岁者，首次就诊可考虑采用诊断性刮宫或宫腔镜下刮宫，以了解子宫内膜情况。

对更年期及育龄妇女刮宫既能立即止血，又可进行子宫内膜组织病理检查以排除子宫内膜癌，故应考虑使用。但应避免反复刮宫。

2. 全子宫切除术

对药物治疗无效、无妊娠要求的患者，尤其不易随访的大龄妇女，以及组织病理检查为子宫内膜非典型增生者，应行全子宫切除术。

3. 子宫内膜去除术

适用于年龄较大、无妊娠需求及不宜全子宫切除者。方法有微波、电凝、滚球热疗及冷冻治疗。术前应行子宫内膜组织病理检查。术后多数闭经，但仍有治疗失败的可能性。

（五）止血后调整周期治疗

1. 孕激素后半周期法或全周期法

止血后一定要注意调整周期，否则非常容易再次出血。可以采用天然孕激素后半周期法，如月经第 15 d 开始服用地屈孕酮每次 10 mg，1 ~ 2 次 / 天，共用 10 d，连续 3 个周期。如果月经量多，可以采用全周期法，即月经第 5 d 开始服用地屈孕酮每次 10 mg，1 ~ 2 次 / 天，共用 20 d，连续 3 个周期。

2. COC 或左炔诺孕酮宫内缓释系统（LNG-IUS）

对于暂时无妊娠要求的患者，40 岁以内，可以口服复方短效避孕药 3 个周期。也可以选用 LNG-IUS，尤其适用于经血多的患者。

三、有排卵型异常子宫出血处理的相关问题

有排卵型异常子宫出血在新分类中则涉及 AUB-O 和 AUB-E。分为月血过多和经间期出血。

（一）月血过多

1. 定义

指月经周期规则、经期正常，但经量增多＞ 80 mL。常为子宫内膜纤溶酶活性过高或前列腺素血管舒缩因子分泌比例失调所致。

2. 治疗

（1）止血药：氨甲环酸每次 1.0 g，2 ~ 3 次 / 天，可减少经量 54%。经血量＜ 200 mL者，应用后有 92% 患者经血量＜ 80 mL。未见栓塞增加。服用后会出现轻度恶心、头晕、头痛等不良反应。也可应用酚磺乙胺、维生素 K_4 等。

（2）LNG-IUS：宫腔释放左炔诺孕酮 20 μg/d，有效期 5 年。可使经量减少，

20%～30%闭经。不良反应少。最初 6 个月可能出现突破性出血。

（3）孕激素内膜萎缩法：详见无排卵型异常子宫出血治疗。

（4）手术治疗：子宫内膜去除术、子宫切除或子宫动脉栓塞术。

（二）经间期出血

1. 定义

月经周期规律、在两次月经之间出现的子宫出血，包括随机出现的子宫出血和每个周期固定时间出现的子宫出血。按出血的时间可分为卵泡期出血、围排卵期出血、黄体期出血。建议先对患者进行 1～2 个周期的观察，测定基础体温，明确出血类型，排除器质性病变，再进行干预。

2. 分类及诊治

（1）卵泡期出血：曾称为黄体萎缩不全或子宫内膜不规则剥脱。临床表现为经期延长，经后常淋漓数日方止。在月经第 5d 诊断性刮宫时，子宫内膜仍呈现分泌期改变。BBT 在月经期并未下降至基线水平。

治疗：在月经周期第 5～7d 给予小剂量雌激素帮助子宫内膜修复，或氯米芬促进卵泡正常发育，或前一周期黄体期应用孕激素促进子宫内膜脱落。

（2）黄体期出血：由于黄体酮分泌不足或卵泡发育不良，黄体期缩短，临床表现为周期缩短，经量可稍增多。BBT 表现为黄体期缩短 < 12d，体温上升幅度 < 0.5 ℃。月经 12 h 内诊刮子宫内膜病理检查可见腺体分泌不足，或呈黄体早期改变或可见增生期与分泌期子宫内膜同时存在的混合型子宫内膜。

治疗：出血前补充孕激素或早卵泡期应用氯米芬促排卵以改善卵泡发育及黄体功能。

（3）围排卵期出血：原因不明，可能与排卵前后激素水平波动有关。出血期在 7 d，血停数天后又出血，量少，多数持续 1～3 d，时有时无。

根据病史、临床症状及 BBT 一般可作出诊断。目前对排卵期异常子宫出血，尚无满意的治疗方法，可以对症止血治疗，可在卵泡中期加用小量雌激素，或应用 COC 治疗。有的患者未经治疗亦可自愈。

第二节　原发性卵巢功能不全

一、原发性卵巢功能不全的定义和病因

女性绝经是指月经永远停止，意味着女性生殖能力的终结，近几个世纪以来，人类自然绝经年龄维持稳定，平均为 50 岁。40 岁之前绝经被认为是病理性的。原发性卵巢功能不全（POI）是指女性 40 岁以前由于各种原因导致卵巢内卵泡的耗竭或者功能失常，引起闭经及相关伴随症状。国内外学者曾用"早绝经""卵巢早衰""高促性腺低性腺性闭经"等名词来定义卵巢功能不全。POI 这个概念最早由内分泌学家 Albright 提出的，随后得到很多学者认可，并被 2008 年美国国立卫生研究院（NIH）和美国生殖医学学会（ASRM）、2014 年美国国家健康机构委员会等认可和倡导。

POI 是妇科内分泌的常见病，研究显示 30～40 岁、30 岁以下、20 岁以下女性人群的发病率分别为 1%、1‰和 0.1‰。

POI 病因众多导致不同的分类系统。大多数 POI 都是特发性的，即使经过全面评估，但病因仍不明确。POI 常见的病因见表 3-1。

表 3-1 原发性卵巢功能低下的病因

	病因
	病因不明（占 90%）
特发性	X 染色异常
	X 单倍体（Turner 综合征）
	X 三倍体
	X- 常染色体易位
	X- 染色体缺失
基因异常	脆性 X 综合征
	马赛克核型
	骨形态发生蛋白 15（BMP15）基因突变

续表

基因异常	常染色体显性遗传性疾病 半乳糖血症睑裂－眼睑下垂－倒向型内眦赘皮综合征（BPES） 多发内分泌腺自身免疫性功能减退症－念珠菌病－外胚层营不良症（APECED） 类固醇合成酶缺陷 促性腺激素受体功能障碍 抑制素基因突变
自身免疫异常	自身免疫性多内分泌腺体综合征、干眼症、重症肌无力、类风湿关节炎、系统性红斑狼疮、先天性胸腺发育不全
医源性病因	盆腔手术、放疗、化疗
感染因素	水痘、腮腺炎、巨细胞病毒、结核病、疟疾、志贺菌
环境毒性	暴露于清洁溶剂与 POI 有关（韩国报道 16 例）

二、原发性卵巢功能不全的诊断

POI 的诊断标准尚未经过任何专业机构确立，最常用的定义是至少 4 个月以上的闭经。然而，由于 50% 的 POI 女性卵巢有间歇而出现不规律月经，而不是完全闭经。更实用的定义是 4 个月或以上无序的月经（如闭经、月经稀发等），伴随着至少间隔 1 个月的两次随机检测血清卵泡刺激素（FSH）升高 > 40 IU/L、低雌激素症状。POI 的诊断依据如下。

（一）病史

虽然多数 POI 病例是特发的，但是 10%～15% 的病例有家族史阳性。因此，要询问患者家族中关于早绝经的病史、脆性 X 综合征的家族史等；并排除其他可能合并的自身免疫性疾病，如自身免疫性多腺体综合征（甲状腺功能低下、肾上腺皮质功能不全、甲状旁腺功能不全等）、干眼综合征、重症肌无力、类风湿性关节炎或系统性红斑狼疮等。

（二）临床表现

1. 症状

最初表现是继发性闭经，大多数病例有正常的青春期和既往规律的月经，偶尔会出现月经突然停止。在一些育龄妇女中，可表现为产后或停用激素类避孕药后没有恢复月经。最常见的前驱症状是异常子宫出血，包括月经稀发、非周期性异常子宫出血，部分病例是以不孕症就诊。多数患者有低雌激素症状，包括潮热、夜间出汗、睡眠障碍、性交痛和阴道干涩等。青少年 POI 最常见的症状是原发或继发性闭经，10% 为原发性闭经，且多伴有第二性征发育迟缓，如 Turner 综合征（先天性卵巢发育不全）。

2. 与 POI 相关疾病

与 POI 相关性最强的是自身免疫性原发性肾上腺皮质功能减退症（Addison 病，阿狄森氏病），占免疫性 POI 的 60% ~ 80%；部分 POI 伴随局部或全身性非肾上腺疾病，如甲状腺疾病、甲状旁腺功能障碍、垂体炎和 1 型糖尿病等；POI 相关的非内分泌异常自身免疫性疾病，包括干燥综合征、重症肌无力、类风湿性关节炎、系统性红斑狼疮、免疫性血小板减少性紫癜、自身免疫性溶血性贫血、白癜风、炎症性肠道疾病、原发性胆汁性肝硬化、肾小球肾炎及多发性硬化等。患者伴有智力障碍、痴呆、震颤和共济失调等提示脆性 X 基因突变所致的精神发育迟滞。

3. 体征

大部分患者表现为发育及智力正常，身高中等；而 Turner 综合征患者第二性征发育不全并伴有一组躯体症状，如身材矮小、蹼颈、后发际低、肘外翻等。自身免疫性疾病所致 POI 的患者存在其相应疾病的体征，如甲状腺功能亢进表现的突眼、消瘦、甲状腺肿大等；Addison 病（原发性慢性肾上腺皮质功能减退症）的色素沉着；白癜风的色素脱失等。

（三）实验室检查

1. 内分泌激素

排除妊娠后，对继发性闭经的初步评估方法应包括血清 FSH、泌乳素（PRL）、促甲状腺激素（TSH）的测定。如果 FSH 达到 > 40 IU/L，应间隔 1 个月再次测定。以孕激素撤退试验观察有无撤退性出血，曾用于卵巢功能检测。但是，尽管存在高促性腺激素，近 50% 的 POI 患者实施此试验时有撤退性出血，这些患者如果依赖于这种试验会延误诊断，现已不推荐使用。

2. 染色体核型分析与 FMR_1（脆性 × 智力障碍）基因突变检测

（1）Turner 综合征：染色体核型以 45XO 最常见，症状最为典型。嵌合体中以 45XO/46XX 常见。如果 45XO 细胞占多数，则表现为典型的 Turner 综合征；如46XX 的细胞占多数，则表型可正常，亦有可能怀孕。

（2）FMR₁基因突变：在染色体正常的POI中，特发性POI中的2%和有家族史POI的14%可检测出FMR_1基因突变，后代可能遗传脆性X综合征。

3. 抗肾上腺抗体

患者中4%抗肾上腺抗体阳性。这些女性POI的发病机制是其类固醇细胞的自身免疫异常和自身免疫性淋巴细胞卵巢炎。

4. 盆腔超声

盆腔超声检查可以发现卵巢呈实性或窦卵泡少；极少数病例卵巢增大呈多囊样改变，可见于17，20裂解酶缺乏症或自身免疫性卵巢炎。

（四）POI临床分期

POI包括一系列卵巢功能动态变化的过程。POI的分期包括隐匿性POI（有规律月经和正常FSH，生育力减退）、生化改变期（有规律月经、FSH升高，生育力减退）和临床型（显性）卵巢功能不全（月经不规律、FSH升高，生育力减退）。POI的临床分期见表3-2。

表3-2 原发性卵巢功能不全的临床分期

临床状态	血清FSH水平	生育力	月经
正常月经	正常	正常	规则
隐匿性POI	正常	下降	规则
生化改变期	升高	下降	规则
显性卵巢功能不全	升高	下降	不规则或停经

三、原发性卵巢功能不全的综合治疗

（一）心理治疗和健康咨询

女性一旦被诊断为POI，意味着生育能力下降，并需要长期激素治疗。POI的诊断将对女性的心理和情绪产生严重负面影响，出现焦虑、忧郁，以及伴随低雌激素出现的潮热、多汗、失眠、性生活困难等问题。因此，需要详细告知患者的诊断和后续可供选择的治疗方案，并给予患者更多的鼓励及进行必要的心理咨询。

（二）激素补充治疗

（内容详见P52原发性卵巢功能不全的激素补充治疗。）

（三）避孕和生育管理

1. 避孕管理

POI 患者由于卵巢功能间断的自然恢复，仍然有 5%～10% 自然妊娠的概率。如果无妊娠需求，则需采取有效的避孕措施。

2. 生育指导

POI 患者在生育上可以多方面考虑，包括不再生育、领养子女，实施生育力保存措施，将来通过自己保存的卵子妊娠、赠卵等。然而，不建议对 Turner 综合征患者实施辅助生育技术妊娠，因为妊娠期间有动脉破裂的风险。对于有生育要求的患者，有限的选择包括：

（1）自然妊娠：由于 POI 恢复自然排卵率为 5%～10%，以停经后 4～12 个月妊娠概率高。如果患者期待自然受孕，可以在雌孕激素治疗的人工周期后经阴道 B 超、测排卵试纸监测排卵，指导同房时间争取妊娠。这种方案花费少，但成功率低。

（2）促排卵药物治疗：POI 患者不推荐使用氯米芬或者直接促性腺激素促排卵治疗。Tartagni 等对 POI 的患者进行小剂量雌激素预处理两周，检测到 FSH 水平降至 15 IU/L 时，开始启动重组 FSH 200 IU/d 促排卵治疗，在卵泡直径达到 18 mm 以上时给予 HCG 10 000 IU 促排卵，排卵率高达 32%，妊娠率达 50%。但是雌激素预处理组的外源性促性腺激素用量大（平均需 4125 IU），需要多个周期的治疗，给患者带来身心健康的影响和沉重的经济负担，而失败者仍需借助其他方式获得后代。已证实脱氢表雄酮（DHEA）25 mg，3 次/天，可以改善卵巢储备功能，可与促性腺激素联合应用于卵巢功能低下的促排卵治疗。

（3）赠卵：年龄大的患者比年轻者更容易接受赠卵—丈夫精子体外受精—胚胎移植。对于选择赠卵的患者，推荐提前 2～3 个月使用雌孕激素周期治疗准备子宫内膜。在供体促排卵周期中，受体的内膜必须与供体的内膜发育同步。通常给予小剂量的雌激素两周，在取供卵当天添加孕激素。供卵体外受精，将新鲜胚胎植入受体子宫内，雌孕激素持续给药至孕 10～12 周。

（4）生育力的保存：对于有发生 POI 的高危因素（手术、放化疗等）的女性，可以考虑胚胎冻存、卵子冻存或卵巢冻存。对于放化疗导致的 POI 女性，在放化疗前提前进行胚胎冻存，将来可获得较高的妊娠机会。如欲采用促排卵治疗，需告知可能会延误肿瘤的治疗进而影响生存率。卵子保存技术的进展改善了卵子冷冻的成功率，但其妊娠与新生儿出生率仍低于胚胎冻存。新鲜卵巢组织的冻存和移植大部分仍然在实验研究阶段，但也有越来越多的成功案例。移植冻存卵巢无疑是女性生育力保存的最佳办法。

（5）卵原细胞干细胞（OSCs）：最近研究发现新生儿和成年卵巢具有罕有的卵子干细胞，可以稳定地增生数月，并可在体外产生成熟的卵母细胞，分化为成熟卵子，具有排卵、受精和生育胎儿的能力。研究发现，OSCs产生的部位和卵巢内环境在其分化为正常成熟的卵子过程中起重要作用。这些研究为OSCs作为靶向细胞治疗POI、保存卵巢功能进而保存正常的生育力提供了机会。

（四）骨骼健康的维持

POI患者的骨密度比正常人群低。因此，应定期接受骨密度测定，并给予维持骨骼健康的指导。北美更年期协会的围绝经期和绝经后妇女推荐剂量为每天摄入1200 mg钙剂和足够的维生素D，血清2, 5–羟–维生素D维持在≥ 30 ng/mL(75 nmol/L)水平。日常生活中维生素D的缺乏十分常见，对于每日阳光暴露不足的成年人，每天推荐维生素D的摄入量需800 ~ 1000I U。应鼓励女性进行慢跑、散步和爬楼梯等活动。双磷酸盐类药物可有效地防治骨质疏松，但对有生育要求者不建议使用，因为这些药物代谢的半衰期较长，其对胎儿的影响是不确定的。

（五）心血管疾病的防治

研究证明，生命早期缺失内源性雌激素将增加患心血管疾病的风险。虽然在这类青少年人群中还缺乏规范的心血管疾病筛查方案的数据，但严格地监控心血管疾病十分必要。处理包括指导患者进行适当的饮食和运动，同时戒烟。每5年一次血脂监测。Turner综合征患者有更多的心血管疾病患病风险，如主动脉瘤，故即使没有出现明显的心血管病理改变，仍需给予特别指导。这些患者每5 ~ 10年常规进行一次心血管检查，在出现高血压时评估主动脉缩窄或主动脉瓣的狭窄。虽然早期丧失卵巢功能是心血管病死率的危险因素，但也没有证据表明这些患者接受激素补充治疗对患心血管疾病的风险有所改变。

（六）内分泌失调

约有20%成人患特发性POI并发甲状腺功能减退症，最常见的是桥本甲状腺炎。如果 POI 患者合并有肾上腺的免疫性疾病，50%患者会出现肾上腺功能减退症。另外，需根据症状做相应的检测，如糖尿病、恶性贫血、重症肌无力、类风湿性关节炎、系统性红斑狼疮，以及干眼症等与 POI 相关的疾病。POI 合并内分泌失调需要内分泌科医生共同制订治疗方案。

四、原发性卵巢功能不全的激素补充治疗

对青春期性幼稚及成人原发性卵巢功能不全患者，应采用雌激素补充治疗，以促进和维持女性第二性征发育，促进骨钙沉积及骨质生长，维持骨钙含量，预防骨质疏松症，有利于女性全身健康包括精神系统、心血管、皮肤等组织的健康。

（一）激素补充治疗的原则

1. 激素治疗的目标

POI 激素治疗的目标是使卵巢功能到绝经前水平，原则上激素补充剂量应高于绝经后激素补充治疗的剂量。推荐激素补充治疗至少应使用至正常绝经年龄，此后按照正常年龄绝经的妇女进行管理。

2. 青春期乳房未发育或发育欠佳的青少年

先启动小剂量雌激素促进身高发育，待达到预期身高后，逐渐增加用量，促进第二性征进一步发育，直到乳房发育完全；待子宫发育后，根据子宫内膜增生的程度定期加用孕激素。对于处于生长发育阶段的青春期前患者，需酌情给予生长激素促进身体的生长发育。

3. 青春期后发育成熟的女性

激素治疗应达到相当于正常卵巢功能的雌激素水平，每日经皮、口服或经阴道给予生理剂量雌激素，每月下旬周期性给予 10 ~ 12 d 的孕激素，预防子宫内膜异常增生与子宫内膜癌。口服避孕药的雌激素含量高于激素补充所需的雌激素量，故不推荐将口服避孕药用于一线激素补充治疗。

（二）激素补充治疗的方案

根据年龄阶段，采用不同的激素补充治疗方案。

1. 10 ~ 11 岁

根据 Tner 分期和 FSH 值监测青春期的自然启动。

2. 12 ~ 13 岁

如果此年龄段没有正常的青春期启动和FSH升高，开始使用低剂量雌激素，此阶段不需要补充孕激素。补充雌激素的初始剂量雌二醇（E₂）推荐每周1/2贴，即每天释放17–β雌二醇25μg。戊酸雌二醇推荐口服0.25 ~ 0.5 mg/d。

3. 12.5 ~ 15 岁

两年内逐渐增加剂量到成人剂量。成人剂量是：E₂皮贴100 ~ 200μg/d或口服戊酸雌二醇2 ~ 4 mg/d。例如，E₂皮贴逐渐加量25→37.5→50→75→100→200μg/d或口服戊酸雌二醇逐渐加量0.25→0.5→1.0→1.25→1.5→2 mg/d。

4. 14 ~ 16 岁

雌激素治疗两年后若出现阴道突破性出血时开始添加孕激素。孕激素添加方法为口服微粒化孕酮100 ~ 200 mg/d或者地屈孕酮20 mg/d或者甲羟孕酮10 mg/d，每隔30 ~ 60 d 添加12 ~ 14 d。

5. 14 ~ 30 岁

继续足量雌孕激素至少要到30岁，因为通常雌激素水平最高的年龄段在15~30岁。每隔30 ~ 60 d 添加12 ~ 14 d 的孕激素，注意监测子宫内膜厚度。

6. 30 ~ 50 岁

给予最低剂量的雌激素提供针对骨质疏松的保护。监测骨质疏松症的危险因素，注意饮食、运动。45岁开始定期测量骨密度、乳房摄影筛检。

7. 50 岁以上

是否继续使用雌激素，与正常围绝经期激素补充治疗的指征一致。

五、卵巢储备功能

女性卵巢的原始功能是指 HPO 成熟后，产生能受精为正常配子的能力。卵巢储备（OR）是指卵巢皮质区卵泡生长发育成熟，排出可受精卵母细胞能力，与卵巢储存始基卵泡的数量和质量相关联。若卵巢内可募集的卵泡数减少或卵母细胞质量下降，配子生成功能下降，可致生育力下降，即卵巢储备下降。如前述，POI 的卵巢功能变化不同于自然绝经而更接近于卵巢储备功能下降，通过评估OR，可使临床医生提前筛查出 POI 高危人群，指导这类人群积极尽早完成生育。目前，没有一项检查能精确测量实际的卵泡数，多数学者认为募集的窦前卵泡和窦状卵泡直接与总卵母细胞的大小相关。现将临床常用的评估 OR 的间接指标描述如下：

（一）年龄

生殖年龄的老化是由双侧卵巢内卵子的质量和数量决定的。原始卵泡是逐渐减少和不可再生的，从孕4个月的胎儿时期的600万~700万个原始卵泡减少到月经初潮时的40万~60万个原始卵泡，最后在围绝经期仅剩1000个左右卵泡。卵巢功能的高峰年龄在30岁，此后卵母细胞池的减少将引起生殖力下降、月经不规则，最后卵巢功能耗竭至绝经。当然上述情况的出现存在很大的个体差异。近年的研究证明，年龄超过35岁获得活产的概率明显下降。

（二）月经周期改变

研究表明，生育力老化的关键特征是月经周期缩短，这一变化很大原因是卵泡期缩短所致。很多学者描述了卵泡期的缩短伴随着FSH的升高，优势卵泡的选择加速、卵泡发育的最大直径变小。生育力老化的另一个特点是异卵双胎的自然妊娠发生率增加。年龄大的女性每周期多个卵泡发育成熟的概率约25%，而年轻女性仅5%，这与FSH升高刺激更多的残存卵泡发育有关。最后，围绝经期多为无排卵型异常子宫出血，可表现为月经周期过长或过短，甚至出现大出血。

（三）卵巢组织学

理论上卵巢组织学检查是最直接反应卵巢储备功能的指标。通过卵巢组织活检证实卵泡密度的减少与年龄下降密切相关。超过35岁女性的卵泡密度仅有年轻女性的1/3。但是由于卵泡在皮质中的分布差异很大，卵巢活检不能准确反应卵巢内全部卵泡数量，对卵巢储备下降的女性更不推荐采用卵巢活检来评估卵巢功能。

（四）血生化指标检测

目前，国际上还没有统一的检测OR的方法，国内外常用的卵巢储备功能检测方法及评价卵巢储备功能下降的临界值见表3-3。

表3-3　卵巢储备功能各项筛查指标的价值

检测指标	低反应			预测妊娠		
	临界值	敏感性（%）	特异性（%）	敏感性（%）	特异性（%）	可靠性
FSH（IU/L）	10~20	10~80	83~100	7~58	43~100	有限
AMH（ng/mL）	0.2~0.7	40~97	78~92	—	—	可靠

AFC（n）	3~10	9~73	73~100	8~33	64~100	可靠
IHN-B（pg/mL）	40~45	40~80	64~98	—	—	有限
CCCT（day10, IU/L）	10~22	35~98	68~98	23~61	67~100	有限

1.FSH

FSH 用于预测 OR 是 1976 年由 Sherman 和 Korenman 提出的，卵泡早期出现 FSH 升高提示卵巢储备下降，之后被很多研究所证实。卵泡早期 FSH 上升是由于抑制素 B 和雌二醇负反馈作用减少所致。连续周期测量 FSH 是一个预测卵巢年龄的常用指标。

2. 雌二醇

雌二醇是由卵泡颗粒细胞产生的类固醇激素。在月经周期的早卵泡期测定雌二醇可用来评估体外受精（IVF）周期中卵巢的反应性。月经周期第 2~3 d 血雌二醇水平＞60~80 pg/mL，提示 IVF 周期中卵巢低反应或者妊娠率低。

3. 抗菌勒管激素（AMH）

AMH 是一种二聚体糖蛋白，属于转化生长因子 B 超家族的一个成员，参与细胞生长和分化。AMH 由直径＜6 mm 的窦前和早期窦卵泡（非选择卵泡）的颗粒细胞分泌，当卵泡发育为优势卵泡时不再分泌。出生时，血清 AMH 水平几乎检测不到，出生后不久可检测到，青春期后达到最高水平，成年后随着年龄的增长逐渐下降，在绝经期血中基本检测不到 AMH。AMH 不受促性腺激素的影响，在卵泡周期不同时间相对稳定，与窦前卵泡的数目正相关，与其他激素无明确关联，以上特点使 AMH 成为预测卵巢储备的良好标志物。研究表明，女性的 AMH 水平在 15~25 岁血浓度稳定在 3 ng/mL 左右，自 30 岁开始随着年龄增长而逐渐下降，如果 AMH 水平低于 0.86 ng/mL，提示进入围绝经期。

4. 抑制素 B

抑制素 B 是由小的非主导窦状卵泡的颗粒细胞分泌，反映了卵母细胞池的大小。抑制素的内分泌作用是选择性抑制垂体 FSH 的产生和分泌。抑制素 B 随卵泡周期改变，在早卵泡期最高，排卵后下降，黄体期最低。虽然在月经第 2~3 d 抑制素 B 的下降早于 FSH 的升高，但是抑制素 B 随着促性腺激素释放激素（GnRH）或者 FSH 的刺激而升高，并且在不同月经周期差异较大。所以，目前认为不是预测卵巢储备功能的可靠指标。

5.氯米芬试验

氯米芬试验是指在月经第 3 d 测定 FSH，月经第 5 ~ 9 d 给予氯米芬 100 mg/d，第 10 d 测定 FSH，第 10 天的 FSH 明显高于周期第 3 天的基础 FSH（第 10 天的 FSH > 10 或与基础 FSH 之和 > 26 IU/L），提示卵巢储备功能下降。于月经第 5 天口服氯米芬 50 ~ 100 mg/d，连续 5 天。服药第 1、第 3、第 5 天测黄体生成素（LH）、FSH 值。服药第 5 天或月经前测血孕酮。

（五）超声监测窦卵泡计数

窦卵泡计数（AFC）是指在卵泡早期，经阴道 B 超测量双侧卵巢内的窦状卵泡数量。多数研究选用二维平面下直径 10 mm 的卵泡作为窦状卵泡，部分研究以直径为 3 ~ 8 mm 的卵泡作为窦状卵泡。有经验的超声医生计数窦卵泡数很可靠，重复性好。双侧卵巢内窦卵泡小于 3 ~ 4 个预测在 IVF 周期卵巢低反应（周期取消或者获卵数 < 3 ~ 4 个）的特异性高达 73% ~ 100%，但其敏感性低，仅 9% ~ 73%。AFC 预测卵巢低反应的临界值范围很广，窦卵泡数在 3 ~ 10 个均可能提示卵巢储备功能下降。

综上所述，OR 的检测反映了卵巢内的原始卵母细胞池，是预测诱导排卵反应性的有效工具。以上几种评估 OR 的方法中，以 AMH 和 AFC 较为可靠，此 2 个指标还是预测卵巢对诱导排卵药物反应性的可靠指标，可用于指导促排卵用药，减少卵巢过度刺激的发生。然而，目前还缺乏有力的证据支持上述反映卵巢储备的各项指标作为生育能力的评估或肿瘤治疗后不孕发生风险的评估指标。

第三节 子宫内膜异位症

子宫内膜异位症（EM）是育龄妇女常见病之一，发生率为 10% ~ 15%，且发病率有逐年增加趋势，近年来成为一种"现代病"。1860 年由 Von Rokitamsky 首次报道，1922 年 Sampson 首次以"巧克力囊肿"命名卵巢子宫内膜异位症。一个半世纪之后，EM 的真正病因和发病机制仍是一个谜团，有待于学者的不断探索和研究。

EM 是个遗传性、免疫性、炎症性、出血性疾病，也是器官依赖性、激素依赖性疾病。80%的患者有明显的痛经，50%合并不育。EM虽为良性病，但其特点为临床症状及体征与疾病的严重程度不成比例，病变广泛、形态多样，并具有浸润性，可形成广泛而严重的粘连，迁延不愈，易于复发，使之成为难治之症。

一、子宫内膜异位症概述

（一）子宫内膜异位症的定义

子宫内膜异位症是指具有生长功能的子宫内膜腺体和间质出现在子宫腔以外的身体其他部位所引起的疾病。异位内膜可侵犯全身任何部位，但绝大多数位于盆腔脏器和壁腹膜，以卵巢、宫骶韧带最为常见，其次为子宫及其他脏腹膜、阴道直肠隔等部位，故有盆腔子宫内膜异位症之称。

（二）子宫内膜异位症的发病情况

流行病学调查显示，育龄期是EM的高发病年龄，发病率10%~15%，其中76%在25~45岁，与EM是激素依赖性疾病的特点相符合。有报道绝经后用激素补充治疗的妇女也有发病。生育少、生育晚的妇女发病明显高于生育多、生育早者。子宫内膜异位症患者中不孕的概率约为正常人的20倍。近年来发病率呈明显上升趋势，与社会经济状态呈正相关，与剖宫产率增高、人工流产及宫、腹腔镜操作增多有关。慢性盆腔疼痛患者经腹腔镜检查证实有71%是EM；如若合并不育，则EM的可能性最高达84%。在未来，EM的增加，除了目前所知的原因以外，食物、毒物及环境因素亦起重要作用。近年，已有关于二噁英引发EM的研究报道。

（三）子宫内膜异位症的病因

子宫内膜异位症的病因及发病机制至今尚未完全清楚。任何一种机制都不能解释所有病例的发病过程。不同患者的发病机制不同，每一发病机制参与的程度也不同，可以说原因多种，机制叠加。

1. 子宫内膜组织的种植学说

EM发病主导理论是由Sampson首先提出的经血逆流种植学说。经血逆流之内膜细胞种植过程中，黏附、侵袭和血管形成是病理过程的三个主要步骤。但该学说无法解释80%~90%的妇女有经血逆流现象，却仅有10%~15%的妇女罹患EM。

子宫内膜碎屑可通过淋巴或静脉向远处弥散，发生异位种植，如四肢皮肤、肌肉等发生 EM。该学说无法说明子宫内膜是如何通过静脉和淋巴系统，而盆腔外 EM 的发病率又极低。

2. 体腔上皮化生学说

卵巢表面上皮、盆腔腹膜均是由胚胎期具有高度化生潜能的体腔上皮分化而来，Mayer 提出体腔上皮分化来的组织在受到持续卵巢激素或经血及慢性炎症的反复刺激后，能被激活转化为子宫内膜样组织。这可解释幼女和无月经妇女亦可发生子宫内膜异位症的原因。

3. 遗传因素

EM 具有一定的家族聚集性，患者一级家属发病率显著高于人群发病率，家族史阳性患者痛经严重程度显著高于家族史阴性者，家族中有多个患者时疼痛症状发作年龄趋于一致。子宫内膜异位组织中存在的染色体异常和谷胱甘肽转移酶、半乳糖转移酶和雌激素受体的基因多态性有关。

4. 免疫与炎症因素

子宫内膜异位症的发生、发展与免疫功能异常有关，是近年来提出的一种理论。EM 与亚临床腹膜炎有关。

5. 在位内膜决定论

有研究证明，子宫在位内膜的生物学特质在 EM 发病中起重要，甚至决定作用。EM 患者在位内膜之黏附、侵袭和血管形成的能力均有明显强于非 EM 妇女。此外，EM 在位内膜还存在基因、蛋白质组学差异，正常 T 淋巴细胞表达和分泌的激活调节因子（RANTES）可使单核巨细胞游出、激活，发生免疫异常，发生黏附和血管形成，促成 EM，而 EM 在受到 RANTES 的影响时，又正好提升 RANTES。这一"链式反应"在 EM 患者的在位内膜表现十分明显。

如今，已成功地建立了猕猴动物模型，不仅说明经血逆流可以导致 EM，更说明在位内膜是决定因素，而免疫反应是继发的，或免疫应答，或免疫耐受。局部环境及激素状态是影响因素。在位内膜在发病中的研究，有助于建立预防和治疗的新策略，如对在位内膜的干预，或者对 EM 的早期和微创诊断。

二、子宫内膜异位症的病理

子宫内膜异位症的病理呈多形性及不一致性。其主要的病理特点是异位内膜周期性出血及周围组织纤维化。

这与病变的活动状态、内膜细胞和腺体的组成、血管丰富等有关。红色病变表明血管网丰富，病变活跃，甚至前列腺素（PG）含量高。病变进展，反复出血或组织水肿，腺体扩张，则呈棕色病变。紫色病变（或黑蓝色）是腺体出血、坏死、陈旧积血的表现，其典型为"巧克力囊肿"或紫结节。而白色病变是血管减少，腺体、间质纤维化或瘢痕粘连的表现。外观的形态可以是斑块、结节、水泡、囊肿、缺损及粘连等。

（一）卵巢部位的子宫内膜异位症

异位子宫内膜最易侵犯卵巢，约80%病变累及一侧，累及双侧占50%，分为微小病灶和典型病灶两种。微小病灶属于早期，位于卵巢浅表皮层的红色、紫蓝色或褐色斑点或数毫米大的小囊。异位内膜侵犯卵巢皮质并在其内生长、反复周期性出血，形成单个或多个囊肿型的典型病变，称卵巢子宫内膜异位囊肿。囊肿直径大小不一，多在5 cm左右，大至10～20 cm，内含暗褐色、似巧克力样糊状陈旧性液体，故又称卵巢巧克力囊肿。囊壁反复破裂，导致卵巢和邻近的子宫、阔韧带、盆腔侧壁或乙状结肠等紧密粘连，致使卵巢固定在盆腔内，活动度差。

卵巢型EM（oEM），根据囊肿大小和异位病灶浸润程度分为：Ⅰ型，囊肿直径<2 cm，囊壁有粘连、解剖层次不清，手术不易剥离；Ⅱ型，又分为3个亚型，ⅡA：内膜种植灶表浅，累及卵巢皮质，未达卵巢EM囊肿壁，常合并功能性囊肿，手术易剥离。ⅡB：内膜种植灶已累及卵巢EM囊肿壁，但与卵巢皮质的界限清楚，手术较易剥离。ⅡC：内膜种植灶穿透卵巢EM囊肿壁并向周围扩展，囊肿壁与卵巢皮质粘连紧密，并伴有纤维化或多房腔。囊肿与盆侧壁粘连，体积较大，手术不易剥离。

（二）盆腔的子宫内膜异位症

盆腔腹膜EM分为色素沉着型和无色素沉着型两种。腹腔镜下前者呈紫蓝色或黑色结节，为典型病灶，含有内膜腺体和间质细胞、纤维素、血管成分，并有出血；后者为无色素的早期病灶，但较前者更具有活性，并有红色火焰样、息肉样、白色透明变、卵巢周围粘连、黄棕色腹膜斑等。无色素异位病变发展为典型病灶需6～24个月。宫骶韧带、直肠子宫陷凹和子宫后壁下段这些部位处于盆腔后部较低处，与经血中的内膜碎屑接触最多，故为 EM 的好发部位。病变早期，轻者局部有散在紫褐色出血点或颗粒状结节，宫骶韧带增粗或结节样改变，继而子宫后壁与直肠前壁粘连，直肠子宫陷凹变浅甚至消失。

（三）深部浸润型子宫内膜异位症（DIE）

DIE 是指浸润深度 ≥ 5 mm 的子宫内膜异位症，是盆腔 EM 的一种重要类型。由于常累及重要脏器如肠道、输尿管及膀胱等，与疼痛、不孕关系密切，严重影响患者的生存质量。三合诊检查时子宫位置固定不活动，骶子宫韧带增厚及触痛结节、子宫直肠陷凹或直肠阴道隔痛性结节都是 DIE 的阳性体征。腹腔镜下可见骶子宫韧带变粗、缩短和结节，子宫陷凹变浅或消失，侵犯结肠和直肠者可见受侵肠道壁僵硬和结节。其中直肠阴道隔包括两种情况，一种为假性阴道直肠隔 EM，即子宫直肠陷凹的粘连封闭，病灶位于粘连下方；另一种为真性直肠阴道隔 EM，即病灶位于腹膜外，在直肠阴道隔内，子宫直肠陷凹无明显解剖异常。

（四）其他部位的子宫内膜异位症

其他部位的 EM（otEM）可累及消化、泌尿、呼吸系统，可形成瘢痕 EM 及其他少见的远处 EM 等。输卵管及宫颈的异位病灶少见。阑尾、膀胱、直肠、会阴及腹壁瘢痕处异位病灶亦可见到。

异位内膜极少发生恶变，发生率低于 1%，恶变机制并不明确。EM 恶变的细胞类型为透明细胞癌和子宫内膜样癌。

三、子宫内膜异位症与不孕的诊治

育龄女性中子宫内膜异位症的发生率达 10% ~ 15%，而 40% ~ 80% 的不孕症女性均合并 EM。EM 导致不孕可由多种原因引起，与盆腔解剖结构和功能改变、内分泌、免疫功能失调等因素有关。EM 严重损害患者的生育能力，EM 合并不孕症患者的诊治困扰着许多临床医生，如是否应用腹腔镜手术、术后采用何种策略治疗不孕，辅助生殖技术的应用时机，以及 GnRHa 的使用问题等，需要予以重视。

（一）子宫内膜异位症引起不孕的发病机制

目前，EM 导致不孕的发病机制存在争议，是多方面的、复杂的，而且可能多种情况同时存在。

（1）盆腔解剖结构和功能的改变：严重的EM常明显破坏盆腔的解剖结构和功能，影响卵子排出，破坏输卵管的结构和功能。

（2）EM患者常有盆腔血性积液，并且腹腔局部微环境改变，可能会对卵泡生成、受精、胚胎种植或输卵管功能造成不利的影响。

（3）影响精子功能：有研究表明子宫内膜异位症患者的腹腔液可以减少紧密结合于透明带上的精子数目；腹腔液中巨噬细胞吞噬精子作用也可能是引起不孕的病因之一。子宫内膜异位症患者卵泡液对精子与透明带结合有较强的抑制作用。

（4）EM可导致内分泌异常，如卵泡黄素化未破裂综合征、黄体功能不全、催乳素水平升高也是不孕的常见原因，其发生率为25%～45%。

（5）子宫内膜容受性、宫腔内环境紊乱而影响早期胚胎的种植和发育，从而影响受孕。

（6）卵子和胚胎质量下降：中、重度的EM可致卵巢储备功能下降、卵泡发育异常、卵母细胞受精潜能下降等。另外，有卵巢手术史也是造成不孕的一个不利因素。

（二）不孕症合并EM诊断中的注意事项

（1）不孕症患者要注意EM：部分轻度EM患者就诊时的主诉仅仅为不孕，而无其他症状，甚至有部分患者被诊断为不明原因不孕。而一些EM患者除不孕外可以合并其他症状。

（2）疼痛的多样性：一部分的EM患者有不同程度的盆腔疼痛，与病变程度不完全平行，包括痛经（典型者为继发性痛经，并渐进性加重）、非经期腹痛、慢性盆腔痛（CPP）、性交痛，以及排便痛等；卵巢EM囊肿破裂可引起急性腹痛，患者可突发剧烈疼痛，伴恶心、呕吐和肛门坠胀。但也有部分患者的盆腔疼痛症状不明显，仅表现为下腹坠胀，或偶尔性交时不适。

（3）部分患者有月经异常，表现为经量增多、经期延长、经前期出血或月经淋漓不尽。

（4）重视盆腔检查：除双合诊检查外，应特别强调三合诊检查的重要性。注意子宫的位置、活动度、有无宫骶韧带增粗或后穹隆触痛结节、宫旁包块。

（5）辅助检查：

①血清 CA125（一种肿瘤标志物）：血清 CA125 水平多表现为轻、中度升高，多低于 100 IU/mL。

②影像学检查：B 超检查主要对卵巢 EM 囊肿诊断有意义，典型的卵巢 EM 囊肿 B 超影像为附件区无回声包块，内有强光点。磁共振成像（MRI）对卵巢 EM 囊肿、盆腔外 EM，以及深部浸润病灶的诊断和评估有意义。

③腹腔镜检查：腹腔镜检查是目前国际公认的诊断 EM 的最佳方法，并可以确定临床分期。诊断的依据主要基于腹腔镜下病灶的形态，但难以全部经病理学检查证实。在腹腔镜下见到典型病灶，诊断基本成立。

（三）EM 合并不孕的生育能力评估体系

1. 美国生殖医学协会子宫内膜异位症分期（r-AFS）评分法

常用的 EM 分期方法是美国生育学会（ASRM）1996 年修订的 EM 分期（AFS）法，主要根据腹膜或卵巢病灶的大小及浸润深度，卵巢与输卵管粘连的范围以及粘连的程度，子宫直肠凹陷的封闭程度进行评分。该分期法使临床医师能够在基本相同的基础上评价疾病的严重程度以及比较临床试验的结局。

该分期系统将 EM 分为四期。Ⅰ期（轻型）：1～5 分，Ⅱ期（轻型）：6～15 分，Ⅲ期（中型）：16～40 分，Ⅳ期（重型）：大于 40 分是目前认可度最高的分期系统。但是，在反映和评估不孕患者的生育潜能和预测生育结局时，仍具有局限性，不能很好地与治疗后受孕结局相关联。

2. 子宫内膜异位症生育指数（EFI）

EFI 是在 ASRM 1996 年分期系统的基础上，对患者年龄、不孕年限、既往生育情况、输卵管及其漏斗端结构和卵巢的功能进行量化评分，具体地评估患者的生育能力。EFI（生育指数＝病史因素总分＋手术情况总分）对 EM 相关不孕患者腹腔镜术后妊娠方式的选择有一定预测价值。

EFI 满分为 10 分。r-AFS 评分在总分中贡献甚小，而输卵管功能状况具有最重要的价值。相应的输卵管功能评分标准依据输卵管功能评分系统（LF）：

（1）功能正常（4 分）：漏斗端结构正常，输卵管活动不受限，无粘连，输卵管通畅。

（2）轻度功能受损（3 分）：漏斗端结构正常，轻微粘连，可以分离，输卵管通畅或加压后通畅。

（3）中度功能受损（2分）：分离粘连后可见正常结构的伞端，粘连重，可分离，输卵管通畅或加压后通畅。

（4）重度功能受损（1分）：伞端结构消失，粘连重，输卵管不通，开窗后通畅。

（5）功能丧失（0分）：输卵管不通。

EFI 主要用于预测不孕妇女腹腔镜手术分期后自然妊娠情况，评分越高，妊娠机会越高，反之亦然。有临床研究显示，EFI 总分为 9～10 分时，患者的 3 年累积妊娠率可达 70% 以上；EFI 为 0～3 分时，患者的 3 年累积妊娠率不到 10%。

目前，EFI 已经为越来越多的同行所接受和采用。2011 年 9 月，世界 EM 大会的不孕症专题交流中，EFI 已成为主流评估系统，提示 EFI 可能是一个评估和预测 EM 患者生育力的简便、可靠的评估系统。但该评估系统仍有赖于更多的临床研究和实践。

（四）子宫内膜异位症合并不孕的治疗

EM 治疗的目的是减轻和消除病灶、缓解并解除疼痛、改善和促进生育、减少和避免复发。EM 合并不孕患者治疗时，主要应考虑的因素为年龄、生育要求、症状的严重性、病变范围、既往治疗史、以及患者的意愿。治疗措施要规范化与个体化。对盆腔疼痛、不孕、以及盆腔包块的治疗要分别对待。治疗的方法可分为手术治疗、药物治疗、介入治疗、以及辅助生育治疗等。

1. EM 合并不孕患者的手术问题

EM 可导致盆腔解剖结构异常、盆腔粘连和微环境失常进而引起不孕。理论上讲，根除病灶应该能改善生育能力，提高受孕率。手术治疗目的是：

（1）明确诊断，评估 EM 病变类型及进行临床分期。

（2）清除异位内膜病灶及卵巢 EM 囊肿。

（3）分离粘连、恢复解剖。

（4）缓解和治疗疼痛等症状。

（5）术中对腹腔全面检查，同时行输卵管通液，了解输卵管的通畅情况，同时行宫腔镜检查，了解宫腔情况；治疗不孕的腹腔镜保守性手术要尽量彻底切除病灶，术后尽早妊娠。

EM 合并不孕患者的手术方式：腹腔镜手术具有许多优势，目前认为是治疗的最佳处理方式。然而，轻度 EM 患者经用腹腔镜手术治疗后，对其生育能力的提高是否有作用还存在争论。ESHRE（欧洲人类生殖与胚胎学学会）指南强调卵巢子宫内膜异位囊肿直径大于 3 cm 时，应获取组织病理检查以排除恶性肿瘤。腹腔镜下囊肿切除术是治疗卵巢 EM 囊肿的有效方式，能明确病理诊断，减少破裂和感染的机会，检测出隐匿的恶性肿瘤，阻止 EM 病情的进展，还可改善盆腔局部微环境，提高术后自然妊娠率。对卵巢 EM 囊肿合并不孕患者的各种腹腔镜保守性手术方式，对患者的卵巢储备功能受损的程度不一，要特别注意保护患者的卵巢储备功能。有随机临床对照研究显示，囊肿剥除 + 缝合手术比囊肿穿刺抽吸 + 囊内壁电凝术后复发率低，术后卵巢对促排卵刺激反应性好，妊娠率高；手术过程中过度电凝止血，可使卵巢内血流发生障碍，致卵巢对促排卵反应性降低，甚至造成卵巢功能早衰。缝合止血可以避免电凝止血对卵巢的热损伤，特别是双极电凝所致的损伤。

对年轻的轻、中度 EM 患者，术后期待自然受孕半年，并给予生育指导；如未成功再采取促排卵治疗加 IUI 宫腔内人工授精，也可以直接进行氯米芬治疗加 IUI，仍未妊娠者可进行 IVF；对有高危因素者（年龄 ≥ 35 岁、输卵管有粘连且功能评分低、不孕时间 ≥ 3 年，尤其是原发不孕、中或重度 EM 伴盆腔粘连，病灶切除不彻底），不建议期待治疗，尽快进行诱导排卵或积极采用辅助生殖技术助孕。

2. EM 合并不孕患者的药物治疗

EM 目前常用的药物治疗包括对症治疗和激素抑制治疗，如口服避孕药、高效孕激素及 GnRHa 等。但是，EM 的药物治疗对生育而言目前认为是无效的。尽管药物治疗能够有效地缓解 EM 相关性疼痛，但是没有证据表明，药物治疗能够提高生育能力。2012 年发表的美国生殖医学学会共识印证了循证医学的 A 级证据，证实药物治疗并不能增加妊娠机会，只会延迟生育，因而不建议使用。单独使用药物治疗或单独用手术治疗对病情的改善十分有限。

但是一项病例对照研究发现，卵巢 EM 囊肿剥除术并不增加体外受精 – 胚胎移植（IVF-ET）后的妊娠率。相反，目前较多的研究显示，手术可能导致卵巢功能损伤和卵巢反应性降低，优势卵泡数及获卵数均显著减少。手术治疗 EM 带来的对生育潜能的负面影响，尤其表现在双侧卵巢均有病灶、年长者、卵巢功能已下降和既往有卵巢手术史的患者。

3. 卵巢 EM 囊肿的穿刺治疗

不孕患者如合并卵巢 EM 囊肿大于 3 cm，进行 IVF-ET 术前建议行超声引导下穿刺，其优点是避免了取卵时误穿卵巢子宫内膜异位囊肿的内容物污染卵泡液；避免了手术对卵巢组织的破坏。穿刺过程一般不注射无水乙醇硬化囊壁。术后给予 GnRHa 3 个月，然后进行 IVF-ET。

四、子宫内膜异位症与疼痛的诊治

疼痛是 EM 的主要临床症状，50%～60%各种形式盆腔痛的育龄女性均合并 EM。目前认为，EM 疼痛是一种包括痛经、性交痛、排便痛、非经期慢性盆腔痛的非特异性疼痛综合征。由于 EM 的病因和发病机制，以及相应 EM 疼痛的发生机制至今不清，导致 EM 疼痛临床处理时常有困惑。近年大量研究发现，EM 病灶内出血刺激导致无菌性炎症，以及病灶神经异常生长导致中枢与外周神经超敏化可能是 EM 疼痛的主要发生机制，但仍然有待大量研究得以阐明。

（一）临床症状和体征

1. 痛经

继发性渐进性痛经是典型的症状，典型的痛经一般于月经前开始，月经第一日最剧烈，而后逐渐减轻。有些患者的痛经可以持续至整个月经期，也有些患者仅为经前期持续至经后几天，而后消失。

2. 慢性盆腔痛：有些患者表现为慢性腹痛，疼痛部位多为下腹部深部和腰骶部疼痛或不适，并可向会阴、肛门、大腿放射。也有些轻度患者仅表现为下腹经常坠胀不适，劳累后加剧。部分患者伴有直肠刺激症状，表现为稀便和大便次数增加。疼痛程度和疾病程度并不一定成正比。

3. 性交痛

约30%患者可出现性交时疼痛不适，一般表现为深部性交痛，月经来潮前加剧。

4. 腹痛

腹痛，如较大的卵巢 EM 囊肿破裂出现较大的破口时可出现急腹症。

5.其他疼痛症状

不同部位的 DIE（深部浸润型子宫内膜异位症）会出现不同的症状。例如，消化道 EM，患者可有大便次数增多或便秘、便血、排便痛等。泌尿道 EM，尿频、尿痛、血尿及腰痛。

6.体征

盆腔检查子宫常为后位、活动度差或固定；典型病例宫骶韧带、子宫直肠陷凹或后穹隆触痛结节；在子宫的一侧或附件区触及与子宫或阔韧带粘连的囊性、不活动包块，往往压痛明显。除双合诊检查外，应特别强调三合诊检查的重要性。三合诊检查可触及阴道直肠隔等部位的 DIE 病灶。

通过病史、妇科检查和辅助检查可以考虑诊断子宫内膜异位症合并疼痛。辅助检查是诊断中不可缺少的部分，临床最常用的方法是经阴道超声检查、盆腔CT、MRI 检查，相关的特殊专科检查将会起到作用。血清学 CA125 也可以作为辅助检查的重要部分。

（二）子宫内膜异位症与疼痛的治疗

1.手术治疗

异位症是一种慢性复发性疾病，EM 疼痛的治疗需要长期性。腹腔镜手术治疗是子宫内膜异位症合并疼痛的首选治疗，手术彻底切除 EM 病灶是治疗 EM 疼痛的关键。

理论上只要手术彻底切除 EM 病灶，则可治愈 EM 疼痛，但目前的情况是EM 手术后有相当一部分患者仍然存在疼痛症状，有些患者甚至比手术前还要严重。除目前已知的 EM 疼痛发生机制的神经疼痛观可以解释部分患者的疼痛症状外，EM 手术切除病灶的不彻底性可能是其疼痛症状持续存在的根本原因。究其原因可能与以下几个因素有关：

（1）EM 盆腔广泛粘连致术中难以分离、病灶广泛难以切除干净。

（2）深部浸润型病灶位于重要脏器如输卵管及直肠，术前准备不充分导致术中不能完全切除。

（3）术中对不典型 EM 病灶不能辨认，因此没有切除而导致术后病灶残留。

（4）术中只作手术视野分离，不敢做广泛彻底分离，可能导致术后深部浸润型病灶残留。

由于深部浸润型病灶对药物治疗不敏感，因此，如能在术后发现 EM 结节病灶，可能需要再次手术才能缓解或消除患者的疼痛症状，这也可能是所谓"EM 术后复发"再次手术的主要原因。术前明确诊断、充分准备，术中彻底分离、恢复解剖，以及完全彻底切除 EM 病灶是手术治疗 EM 患者疼痛症状的重中之重。

事实上，EM 手术很少能够做到完全彻底切除 EM 病灶，因此，EM 术后的药物治疗常常是不可缺少的。目前，多主张 EM 疼痛的术后长期药物治疗。

2. 药物治疗

（1）一线用药：可选用非类固醇类抗感染药或口服避孕药。口服避孕药可周期或连续用药。

（2）二线用药：可选用 GnRHa、孕激素及雄激素衍生物，其中以 GnRHa ＋ Add-back（反向添加）方案为首选，可有效控制其长期用药的不良反应：

① GnRHa 每月 1 次，共用 3~6 个月。依据雌激素窗口剂量理论进行反向添加，将体内雌激素水平维持在不刺激异位内膜的生长而又不引起更年期症状及骨质丢失的范围（E_2 在 110~146 pmol/L 之间）。例如，戊酸雌二醇 0.5~1 mg/d ＋醋酸甲羟孕酮 2~4 mg/d 或替勃龙 1.25 mg/d。应用 GnRHa 3 个月以上，多主张应用 Add-back 方案，根据症状的严重程度，也可从用药第 1~2 个月开始，治疗剂量应个体化，有条件时应监测雌激素水平。

②醋酸甲羟孕酮 20~30 mg/d，分 2~3 次口服，连用 6 个月。不良反应主要是突破性出血、乳房胀痛、体重增加、消化道症状、以及肝功能异常等。

③孕三烯酮口服每次 2.5 mg，2~3 次 / 周，共 6 个月。不良反应主要是抗雌激素及雄激素样作用，但较轻微。

④左炔诺孕酮宫内节育系统是长效避孕措施，在子宫内膜局部发挥作用，因此对患有 EM 伴有疼痛、不再要求生育的妇女是避孕和治病的有效手段。

EM 疼痛需要长期、综合、个体化治疗，虽然手术彻底切除 EM 病灶是治疗的关键，但术后长期药物治疗也是必需的。药物的选择应兼顾炎症性、伤害性及神经病理性作用的药物。

五、子宫腺肌病的诊治

子宫腺肌病（AM）是指子宫肌层内存在子宫内膜腺体和间质，伴随周围肌层细胞的增生和代偿性肥大，形成弥散性病变和（或）局限性病变，也可形成子宫腺肌瘤。以往曾称为内在性EM，与非子宫肌层的EM（称为外在型EM）加以区别。多发生于30～50岁的妇女，主要引起进行性加重的痛经、经期延长或经量增多等，也可伴有慢性盆腔痛、不孕或流产等，严重影响患者的生活质量。

子宫腺肌病的病因主要有子宫内膜侵入学说，其他包括血管、淋巴管弥散、上皮化生，以及激素影响等。

（一）子宫腺肌病的诊断

1. 临床症状和体征

（1）痛经：半数以上患者有继发性渐进性痛经。

（2）月经异常：可表现为经期延长及不规则出血。

（3）一部分患者可伴有不孕。

（4）子宫增大：多为子宫均匀性球形增大，质硬，也可局限形成子宫腺肌瘤。

（5）其他症状：有的患者可有慢性盆腔痛、排尿及排便障碍等。

2. 根据症状、盆腔检查及以下辅助检查可做出初步诊断

（1）超声显示子宫增大，肌层增厚，有些患者后壁更明显，内膜线前移。病变部位为等回声或回声增强，其间可见点状低回声，病灶与周围无明显界限。

（2）MRI示子宫内存在界线不清、信号强度低的病灶，加强影像可有信号强度高的病灶，内膜与肌层结合区变宽大于12 mm。

（3）血清CA125水平多数可升高。

（4）病理诊断是子宫腺肌病的金标准。

（二）子宫腺肌病的治疗

子宫腺肌病的治疗可以分为期待治疗、介入治疗、手术治疗和药物治疗。其中手术治疗和药物治疗是较常用的方法。对无症状、无生育要求及症状不严重的患者可期待治疗，定期观察和随访。药物治疗是子宫腺肌病保守性治疗的首选，同EM的治疗。

1. 手术治疗的指征

（1）痛经等症状严重，药物治疗不能缓解者。

（2）子宫体积较大，且已出现压迫、贫血等症状，子宫体积≥10孕周大小者。

（3）合并盆腔其他部位子宫内膜异位症者。

（4）病灶局限于子宫体部者。

2. 子宫腺肌病手术治疗种类

（1）保守性手术：以保留生育功能为目的，主要为局部病灶切除术。无生育要求伴月经量增多者可行子宫内膜去除术。由于保守性手术不能将子宫腺肌病病灶完全切除，常需辅助行子宫动脉结扎术、子宫骶神经切断术（LUNA）或骶前神经切断术（PSN）。

（2）根治性手术：切除子宫。

子宫腺肌瘤楔形切除术可通过开腹手术或腹腔镜完成，尽可能完全切除病灶对子宫腺肌病患者的症状缓解至关重要。术前充分告知患者手术相关的风险，如切除病变达到内膜层、影响输卵管功能，再次妊娠时子宫有破裂的风险等。

宫腔镜子宫内膜及子宫腺肌病病灶电切术适用于腺肌病病变子宫内膜向肌层浸润的表浅型病灶。一般认为病灶由内膜向肌层浸润深度不应超过 2.5 cm，宫腔镜具有很大的优势，病灶切除时注意预防出血。如一次不能完全切除，可以行二次手术。

六、深部浸润型子宫内膜异位症的诊治

深部浸润型子宫内膜异位症（DIE）的概念于 1992 年首次提出。2006 年中华医学会妇产科分会子宫内膜异位症协作组制定的《子宫内膜异位症诊断与治疗规范》中将深部浸润型内异症定义为病灶浸润深度 ≥ 5 mm，常见于子宫骶韧带、子宫直肠陷窝、阴道穹隆、直肠阴道隔等处。其中直肠阴道隔分为两种情况：一种为假性直肠阴道隔内异症，即子宫直肠陷凹的粘连封闭，病灶位于粘连下方；另一种为真性直肠阴道隔内异症，即病灶位于直肠阴道隔内，子宫直肠陷窝无明显解剖异常。

DIE 患者因疼痛时伴不孕、排便困难、便血等难言之隐，其健康状况、生活质量、精神心理均受到严重影响。因此，目前改善患者症状、提高患者生活质量成为 DIE 现阶段的治疗目的。

（一）临床症状

疼痛和不孕是 DIE 的主要症状，疼痛与病灶的部位及程度、范围密切相关，并可伴随其他症状。DIE 患者疼痛程度是表浅腹膜型和卵巢型 EM 的 3 ~ 5 倍，疼痛可以表现为严重的痛经、深部性交痛、慢性盆腔痛、排便痛等。EM 病变侵袭、压迫直肠、结肠可引起腹部绞痛、周期性便秘或腹泻、胃肠胀气、里急后重感、

周期性便血，病变严重时可导致肠梗阻，但是并非所有消化道 EM 患者都会出现消化道症状。泌尿道 EM 可侵袭尿道、膀胱、输尿管，甚至累及肾脏，出现与月经周期有关的膀胱区疼痛及尿路刺激症状、输尿管梗阻、肾积水等。

（二）体征

妇科体检双合诊、三合诊对确定 DIE 病变存在、了解病变范围、判断病灶大小起重要作用。经阴道双合诊检查可在穹窿处触及痛性结节，也可触及子宫骶韧带不对称增粗、变硬和触痛；三合诊检查可更清晰地触及结节病灶的存在，但是并非所有 DIE 患者妇科检查都会有阳性表现。患者子宫多为后位，活动差，合并卵巢型 EM 患者可触及附件区包块，包块与子宫及周围粘连。位置较低的肠壁 EM 直肠指检时可触及肠壁外肿块或黏膜外肿块，肿块触痛明显，黏膜光滑完整。特殊部位的 EM 多数无法触到。

（三）DIE的辅助检查

辅助检查是诊断中不可缺少的部分，临床最常用的方法是经阴道超声检查，盆腔 CT、MRI 检查。对特殊部位的 DIE，相关的特殊专科检查将会起到作用，但是目前尚缺少一种特异性 DIE 辅助检查方法，阴道超声联合 MRI 检查可提高 DIE 的检出率。

1. 超声表现

超声下 DIE 表现为一个不规则的低回声包块，伴或不伴强回声光点反射。直肠内镜超声（EUS）检查既可以直接观察直肠腔内形态，又可以获得肠壁各层次特征及周围邻近脏器的超声图像，还可在超声内镜引导下的细针穿刺行直肠 EM 活检。膀胱 DIE 时超声表现为凸向膀胱内的不均质肿块，膀胱壁光滑，形态欠规则，无乳头状突起，内有细弱点状高回声，局部可呈"筛网状"结构，团块内部可见少量条状血流信号，为低速低阻型动脉频谱。输尿管异位症超声可仅表现为输尿管狭窄，肾盂分离扩张，肾盂积水，但没有结石回声。

2. 磁共振成像

磁共振成像（MRI）在判定 DIE 病变时，是较 TVS（经阴道超声）、TRS 及体格检查更好的辅助手段。MRI 成像特征对深部浸润于腹膜下方及侵犯脏器如膀胱、肠道等异位灶诊断的敏感性较高，但对盆腔广泛性病变的诊断敏感性较差。MRI 对距肛门 8 cm 以上的肠道 EM 结节难以识别。虽然在 EM 最后诊断和分期方面

MRI 尚不能取代腹腔镜，但在术前腹腔镜术式的选择与术后病情监测方面具有较强优势。

3. 血清学检查

DIE 血清 CA125 值测定可能升高，但非特异性，可用于监测疗效，判断复发情况较诊断更具临床价值。

4. 其他相关检查

直肠乙状结肠镜检查、气钡双重造影、膀胱镜检查、输尿管镜检查等也有助于诊断。

（四）DIE的治疗

目前认为，DIE 的治疗应以手术切除为主，腹腔镜手术具有一定优势。手术治疗通过切除异位病灶，分离粘连，恢复盆腔正常解剖关系，可以明显缓解患者的各种症状。然而，由于 DIE 患者常合并致密的盆腔粘连和解剖变异，彻底切除病灶虽然减少了复发，但却有较高的手术并发症。

1.DIE 手术分类

（1）保守性手术：尽量去除 EM 和 DIE 的病灶，同时分离盆腔粘连。适用于年轻或需要保留生育功能者。

（2）半根治性手术：切除子宫和病灶，但保留卵巢，主要适用于无生育要求但希望保留卵巢内分泌功能者。

（3）根治性手术：切除全子宫和双附件及所有肉眼可见的病灶。适用于年龄较大、无生育要求、症状重或者多种治疗无效者。

2.DIE 手术的要点

首先分离盆腔粘连，以恢复解剖；要尽量切除或破坏腹膜型 EM 病灶，达到减灭的目的；对较小以及线浅的病灶，可进行烧灼或气化；深部浸润病灶应尽可能地切除干净。

手术前准备在 DIE 的手术治疗中至关重要。术前要准确评估病情的严重程度，充分地与患者或家属沟通，并获得理解和知情同意，告知手术的风险、手术损伤特别是泌尿系统与肠道损伤的可能性，以及腹腔镜手术转开腹手术的可能；对于 DIE 病变累及阴道直肠部位者，应做好充分的肠道准备；有明显宫旁深部浸润病灶者，术前应检查输尿管和肾脏是否有异常，必要时需泌尿外科以及普通外科的协助。

另外，目前尚无循证医学证据表明，手术切除 DIE 可改善患者的生育能力。因此，对 DIE 合并不孕者应积极助孕治疗。因为手术切除 DIE 难度大，并发症多，所以，人们一直在探索 DIE 的药物治疗方法。治疗 DIE 的药物与其他类型子宫内膜异位症基本相同，DIE 的药物也可分为术前、术后辅助用药和单纯药物治疗三种方案。药物治疗主要用于缓解患者的疼痛症状，不能治愈。

第四节　高泌乳素血症

高泌乳素血症（HPRL）是一种常见的下丘脑－垂体功能紊乱性疾病，在普通人群中的发病率为 0.4%，原发闭经患者占 4.35%，生殖功能失调患者可高达 9%～17%，且女性发病率高于男性。

一、泌乳素的生理

（一）泌乳素的分泌和调节

1. 泌乳素的分泌和组成

泌乳素（PRL）是由腺垂体分泌的一种多肽蛋白激素。目前，报道的 PRL 分子形式有小 PRL、异型性 PRL、大 PRL 和大大 PRL 四种。小 PRL 是 PRL 的单体，具有高亲和性与高生物活性。异型性 PRL 是糖基化 PRL，比小 PRL 免疫活性差，大量存在于血浆中。大 PRL 是二聚体或三聚体。大大 PRL 是多聚体，与受体结合力差，属低亲和性。

2. 泌乳素的调节

PRL 在体内的分泌受到下丘脑的调节，其调节物质包括刺激物与抑制物两大类。

（1）泌乳素释放因子（PRF）：包括促甲状腺激素释放激素（TRH）、血管活性肠肽（VIP）、血管紧张素 Ⅱ、催产素拮抗剂、5-HT 及内源性阿片类物质等。其中，TRH 能够促进泌乳素的释放，是由于泌乳素细胞上存在 TRH 受体，TRH 可以刺激 PRL 的产生。因此，临床上 HPRL 患者需鉴别有无原发性甲状腺功能减退症。

（2）泌乳素释放抑制因子（PIF）：包括多巴胺、γ-氨基丁酸（GABA）。下丘脑通过释放多巴胺，作用于 PRL 细胞上的多巴胺受体，进而调节血清 PRL 水平。

（二）PRL的生理作用

泌乳素在人体内的功能极其广泛复杂。其最主要的作用是促进乳腺组织的发育和生长、启动和维持泌乳、使乳腺细胞合成蛋白增多。在孕期，参与营造适合胎儿生长的环境；非孕期，对女性的肝细胞生成素（HPO）有抑制作用。当血清 PRL 水平过高时，可导致卵泡发育及排卵功能障碍，临床出现月经紊乱、闭经、不孕不育等表现。

（三）正常泌乳素的变化

血清 PRL 水平受多种生理因素影响，女性在不同的生理时期、每天不同的时间，其血清 PRL 水平也有所改变。比如，进食、睡眠、应激、性交、乳头刺激及情绪波动等可使血清 PRL 升高，夜间的分泌水平可以高于白天生理性的升高，其幅度通常不会太大，持续时间不会太长，呈暂时性，因此不会引起有关病理症状。

二、高泌乳素血症

（一）定义

各种原因引起血清 PRL 水平升高，大于 1.14 nmol/L（25 μg/L），称为 HPRL。当血清 PRL 水平轻度升高时，需重复测定确诊。

（二）临床表现

1. 月经改变、溢乳与不孕不育

血清 PRL 升高可抑制女性的 HPO 功能。月经改变主要表现为月经稀发、闭经或异常子宫出血，部分患者以不孕、不育为首诊症状。当 PRL 明显升高时患者可出现溢乳。

多囊卵巢综合征的患者血清 PRL 可轻度升高。长期雌激素水平过低可导致骨质疏松症。

2. 垂体腺瘤的压迫症状及其他

垂体腺瘤是导致 HPRL 的主要病因。增大的瘤体压迫正常垂体组织，可造成局部压迫症状。压迫症状与病变大小、扩展方向有关。

压迫视神经时可造成不同程度的视野缺损；压迫上睑肌神经造成睁眼困难；压迫周边神经，颅内压升高，患者可出现头痛症状，多为胀痛，疼痛部位多在前额、鼻梁、眼眶，以及颞部，严重时可造成脑脊液漏。

另外，一些有其他分泌功能的垂体腺瘤，除具有压迫症状外，还会有相应的临床症状，如过多的生长激素（GH）导致的肢端肥大症，过多的促肾上腺皮质激素（ACTH）导致的皮质醇增多症等。

（三）高泌乳素血症的病因

除生理性 PRL 升高以外，HPRL 的病因还可见于病理性、药物性和特发性三类。

1. 病理性高泌乳素血症

（1）通路受阻：下丘脑垂体分泌不足或下达至垂体的通路受阻，多由下丘脑或垂体柄的病变导致，如空泡蝶鞍综合征、颅咽管瘤、神经胶质细胞瘤、手术、外伤、动 – 静脉畸形，以及精神创伤等。

（2）自主分泌 PRL 的肿瘤：如垂体 PRL 瘤、Gn 腺瘤，以及 ACTH 腺瘤、异位 PRL 分泌。

（3）传入神经刺激增强了 PRF 的作用：如各类胸壁炎症性疾病、胸壁外伤、带状疱疹等。

（4）原发性和继发性甲状腺功能减退，导致促甲状腺激素（TSH）水平升高。

（5）PRL 降解异常：如慢性肾衰竭、肝硬化、肝性脑病导致假性递质的形成，PIF 的作用受抑制。

2. 药物性高泌乳素血症

常见药物包括：抗精神类药物如吩噻嗪类；抗高血压类药物如利血平；抗抑郁类药物如苯二氮䓬类，多潘立酮；性激素类如雌激素、口服避孕药；中草药如六味地黄丸、安宫牛黄丸等。

药物通常导致血清 PRL 的轻、中度升高，血清 PRL 水平一般在 1.14 ~ 4.55 nmol/L（25 ~ 100 μg/L），一般停药后短期可使其水平降至正常。

3. 特发性高泌乳素血症

临床多把无病因可循的血清 PRL 升高诊断为特发性 HPRL 血症。其血清PRL 水平多轻度升高，长期观察可大部分恢复正常。若患者出现临床症状或血清

PRL 异常升高，仍需警惕垂体微腺瘤的存在。

三、病史采集要点及辅助检查

多种因素和多种疾病均可以引起高泌乳素血症，病史采集和辅助检查要围绕其临床诊断展开。

（一）病史采集要点

1. 月经史

初潮年龄、月经周期、经期及经量有无异常。

2. 生育史

有无不孕、不育病史及反复流产史。

3. 伴随症状

非妊娠期有无溢乳症状；有无头痛、视力下降、视野缺损和其他脑神经压迫等症状。

4. 既往史

有无甲状腺功能减退病史、肝肾功能异常史、带状疱疹病毒感染史及下垂病史等。

5. 用药史

详细询问有无特殊用药史。

（二）辅助检查

1. PRL 的测定

血清 PRL 水平受多种生理因素及应激因素影响，因此安排在上午 10～11 时空腹采血，采血前安静 1 h 为宜。当所测血清 PRL 水平显著高于正常水平时一次检查即可确定，当血清 PRL 测定结果轻度升高时，需至少检测 2 次。

2. 蝶鞍区核磁共振成像（MRI）或 CT

当血 PRL ＞ 100 μg/L 时，应行鞍区 MRI 或 CT 检查，以明确是否为下丘脑 - 垂体疾病。与 CT 相比，MRI 可以多方位成像、软组织的分辨率高，在对垂体微小肿瘤的检查、定位诊断，以及蝶鞍区病变的定性等各方面都有明显优势。增强 MRI 检查可提高病变的检出率，且无放射性损伤，可重复应用。

3. 眼科检查

对有视力障碍的患者，需行视力、视野及眼底的检查，从而评估颅内肿瘤大小及其压迫部位。其中视野缺损有定位意义，如双侧偏盲是典型的视交叉受压。视野检查也是判断疗效的指标之一。

4. 其他实验室检查

妊娠试验、甲状腺功能测定、肝肾功能测定等。

四、高泌乳素血症的治疗

高泌乳素血症的治疗主要治疗导致患者催乳素水平升高的原发疾病，而不是单纯地使被检者的血清催乳素值降至正常水平。

（一）病因治疗

（1）药物性高泌乳素血症患者，应及时停药或更换其他药物。

（2）垂体 PRL 腺瘤不论是微腺瘤还是大腺瘤，均可首选药物治疗。若患者对药物不耐受，药物治疗效果不佳或拒绝接受药物治疗时可考虑手术治疗。

（二）药物治疗

目前，常用的药物是多巴胺受体激动剂，包括溴隐亭、卡麦角林和喹高利特。多巴胺受体激动剂适用于有症状的患者，如月经紊乱、不孕不育、泌乳、骨质疏松，以及头痛、视交叉或其他脑神经压迫症状的患者，其中包括垂体 PRL 腺瘤患者。

1. 溴隐亭

①用药方法：口服溴隐亭应从1.25 mg/d的小剂量开始。例如，第1周每次1.25 mg，2次/天；第2周每次1.25 mg，3次/天；第3周每次2.5 mg，2次/天。逐渐加量，常用剂量为2.5～10 mg/d。此种方法可减少药物的不良反应，如恶心、呕吐、头痛、直立性低血压等。开始时，服用2～3周测量血清PRL水平，根据血清PRL水平调整药量，如血清PRL维持在正常值的中位数时，以此时服用的溴隐亭量作为维持量。为减少胃肠道反应还可阴道给药每次2.5 mg，1次/天。

②溴隐亭的减量

垂体微腺瘤患者，初始治疗血清 PRL 水平正常，月经恢复后，维持原剂量3～6个月，如果症状和血清 PRL 水平仍无反弹即可开始减量。垂体大腺瘤患者需要复查 MRI，确认 PRL 肿瘤已明显缩小（通常肿瘤越大，缩小越明显），血清 PRL 水平正常后也可开始减量。

减量应根据血清 PRL 水平缓慢分次进行，一般每 2 个月左右减量一次，每次溴隐亭递减 1.25 mg（半片），当剂量不能保持血 PRL 水平正常时需停止减量，并把能够保持血 PRL 水平正常的最小剂量称为维持剂量，此后需长期服用维持剂量。

③药物治疗期间的随诊

每年至少复查 2 次血清 PRL 以确认血清 PRL 水平正常。美国内分泌协会建议垂体微腺瘤患者每年重复 MRI 检查，垂体大腺瘤患者建议 3 个月复查 1 次。在维持治疗期间，一旦症状再次反弹如出现月经紊乱或血清 PRL 水平升高时，需及时寻找原因，如妊娠、应用药物等，必要时复查 MRI，判断是否需调整用药剂量。

对于有视野缺损的患者，经过治疗，一般在 2 周内可改善视野。对于有视神经萎缩的患者，其相应视野会永久性缺损。如治疗后视野无改善或只有部分改善，需在溴隐亭治疗后 1～3 周内复查 MRI，判断是否需要手术治疗缓解视交叉的压迫。

④溴隐亭的停药时机

当维持剂量的溴隐亭能稳定病情、血清 PRL 水平正常、肿瘤基本消失时，可在用药 5 年后试行停药。停药后患者严密监测血清 PRL 的水平和症状。一般在停药后 3、6、12 个月复查血清 PRL 值或每 6 个月复查一次血清 PRL 值，如有症状再发，应及时复诊。若停药后血清 PRL 水平又升高者，仍需长期用药。

应用多巴胺激动剂治疗高泌乳素血症、垂体 PRL 腺瘤时，其降低血清 PRL 水平及缩小肿瘤体积的效果是可逆的，所以一旦应用药物并取得治疗效果后，需要长期服用。对于药物治疗后的垂体大腺瘤患者，如血清 PRL 正常而垂体瘤不能缩小时，应考虑瘤体是否为非 PRL 腺瘤或混合性垂体腺瘤，进而决定是否需要其他治疗。

2. 卡麦角林

卡麦角林是多巴胺 D_2 受体激动剂，对 D_2 受体有高度选择性和亲和力。不良反应少，患者耐受性较好，目前是美国治疗泌乳素垂体瘤的一线药物。

卡麦角林的半衰期达 65 h, 每周只需给药 1~2 次, 常用剂量为每次 0.5~2.0 mg。

3. 喹高利特

喹高利特是人工合成的非麦角类多巴胺激动剂, 降低 PRL 的作用比溴隐亭强 35 倍, 半衰期 17 h, 只需每日睡前服一次, 每次 75~150 mg, 不良反应相似, 一些患者甚至对该药物的耐受性优于溴隐亭。

(三) 垂体PRL腺瘤的外科及放射治疗

1. 垂体腺瘤的外科治疗

对不能耐受大剂量药物治疗或药物治疗效果欠佳的患者, 可以选择手术治疗。随着神经导航、内镜等仪器设备的发展, 以及手术微创技术水平的提高, 目前的经蝶窦入路手术与传统术式相比, 有了较大进步。

2. 放射治疗

放射治疗一般不作为首选治疗方式, 其适应证主要包括大的侵袭性肿瘤、术后残留或复发的肿瘤; 药物治疗无效或不能耐受药物不良反应的患者; 有手术禁忌或拒绝手术的患者及部分自愿长期服药的患者。放射治疗包括传统的放射治疗和立体定向放射外科治疗两种。

五、高泌乳素血症患者的妊娠相关处理

高泌乳素血症合并妊娠处理的基本原则是尽可能减少胎儿暴露在药物中的作用时间。溴隐亭可以通过胎盘屏障进入胎儿体内, 有调查显示早孕期间将胎儿暴露于溴隐亭或卡麦角林不会对胎儿造成不利影响, 但考虑到受孕后最初的 4 周内是胎儿器官形成的关键时期。因此, 建议妊娠时停用药物以避免对胎儿发育造成意外影响。

妊娠前即诊断为垂体微腺瘤的患者, 在明确妊娠后建议停用溴隐亭, 因为调查显示孕期肿瘤再次增大的风险较小。孕期停药后, 应定期监测血清 PRL 水平及视野检查。如果发现患者存在视野缺损或海绵窦综合征, 立即加用溴隐亭治疗, 症状一般在 1 周内改善。妊娠期间增大的肿瘤, 在使用溴隐亭后一般情况下能再次缩小, 但药物治疗需贯穿整个孕期。目前, 考虑药物对母亲和胎儿的影响可能比手术小, 因此孕期的 PRL 治疗仍以药物治疗为首选。对溴隐亭没有反应或视力、视野进行性恶化时, 需选择经蝶鞍手术治疗并尽早终止妊娠 (妊娠接近

足月时）。有生育要求的大腺瘤妇女，应在溴隐亭治疗腺瘤缩小后方可妊娠。

早在 2011 年美国内分泌协会的指南中并不建议在妊娠期间监测血清 PRL。主要原因是正常人在妊娠后血清 PRL 水平较孕前会升高 10 倍左右，但一般不会超过 200 ng/mL。垂体微腺瘤患者妊娠后的血清 PRL 值也会相应升高，这属于正常现象，妊娠期停用多巴胺激动剂后，血清 PRL 的升高水平并不能真实反映垂体瘤的体积和肿瘤的生长活力。将国内外指南进行比较后，建议妊娠期间可酌情监测血清 PRL，看是否有异常升高，同时要求更加关注患者的临床表现，如视野缺损、视力下降和头痛等。

所有垂体 PRL 腺瘤患者，妊娠期间需要每 2 个月评估一次。妊娠期间，垂体 PRL 腺瘤患者不建议做常规 MRI，如出现严重头痛或视野改变时应做正规的视野检查及头颅核磁共振。目前，没有证据支持哺乳会刺激肿瘤生长。如果不是妊娠诱导的肿瘤患者，如产后有哺乳意愿，可在结束哺乳后再使用多巴胺受体激动剂治疗。

六、空泡蝶鞍综合征

空泡蝶鞍综合征是下丘脑 – 垂体区病变引起的，可继发引起高催乳素血症。

（一）定义及分类

空泡蝶鞍综合征（ESS）是指蛛网膜下隙疝入内，并将垂体向蝶鞍后下壁推移所引起的临床综合征，也是引起高泌乳素血症的一种常见疾病。

空泡蝶鞍综合征可分为原发性和继发性两类。原发性空泡蝶鞍综合征主要与蛛网膜憩室通过扩大的漏斗孔从鞍上池突入垂体窝有关，包括鞍隔闭锁不全、免疫反应引起腺垂体萎缩、妊娠后垂体萎缩，以及垂体肿瘤梗死后再吸收等，常见于中年、肥胖及长期高血压的经产妇；继发性空泡蝶鞍综合征指发生于鞍区手术及放疗后的患者。

（二）临床表现

空泡蝶鞍综合征患者通常没有症状或仅有轻微症状。部分患者因蛛网膜下隙脑脊液冲击鞍区，使组织受牵拉、移位，进而引起较严重的症状。主要表现包括：

（1）偏头痛：这是主要症状，疼痛部位、程度和间隔时间不同，常位于额眶部，无恶心呕吐，一般认为是鞍内脑脊液搏动造成硬脑膜及周围结构的压迫。

（2）视力下降、视野缺损：这可能是由于视交叉受压迫，视交叉、视神经下陷或粘连所致。

（3）垂体功能低下：临床表现为如嗜睡、乏力、闭经等。

（4）高泌乳素血症。

（5）脑脊液漏、尿崩等。

（三）影像学检查

影像学检查是发现蝶鞍扩大为空泡蝶鞍综合征的主要诊断依据。MRI 表现为：蝶鞍扩大或正常，鞍内呈长 T_1、长 T_2 的脑脊液信号；垂体受压变扁、厚度 ≤ 3 mm，紧贴鞍底，向后下移位，矢状位呈短弧线状，冠状位呈向下浅弧形成"锚状"。CT 以冠状扫描更有意义。

（四）治疗

没有症状的空泡蝶鞍综合征患者仅需定期观察随诊。有症状者需给予对症治疗，如垂体功能低下者给予相应的激素替代治疗，高泌乳素血症患者应用溴隐亭纠正升高的 PRL 等。对于有顽固头痛、进行性视力下降、严重的内分泌紊乱、视野缺损、脑脊液鼻漏等严重并发症患者，可行手术治疗。对于空泡蝶鞍合并垂体腺瘤的患者，可行腺瘤切除术及空泡蝶鞍填充术。

第五节　多囊卵巢综合征

多囊卵巢综合征（PCOS）是育龄妇女最常见的内分泌及代谢紊乱性疾病之一，也是引起育龄妇女继发性闭经和无排卵型不孕的主要原因。

一、流行病学特点

PCOS 是一种多基因相关疾病，表现为一种复杂的遗传方式，其流行病学特点与 PCOS 的诊断标准密切相关，具体诊断标准在"诊断标准与鉴别"中详细阐述。

（一）PCOS患病率

PCOS 的患病率随人种不同也有所不相同，美国一项无选择性的研究发现，18~45 岁妇女中，PCOS 的患病率为 6.6%，白人和黑人的患病率差异不大（分别为 8.0% 和 6.8%）。各国的患病率也有所不同，希腊妇女的患病率为 6.8%，西班牙高加索妇女的患病率为 6.5%，英国妇女的患病率为 8%，我国妇女的患病率为 7%。因此，生育年龄妇女中，PCOS 的患病率为 6.5% ~ 8%。

（二）PCOS临床表现

PCOS 临床表现具有高度异质性，一种临床表现并非出现于所有患者。目前，尚缺乏设计良好的排卵周期的研究，月经稀发与闭经妇女的排卵率和妊娠率均明显不同，一些月经稀发的妇女随着年龄增长月经周期趋向正常。PCOS 的高雄激素的主要临床表现为多毛，特别是黑粗毛的男性型过度生长，经过治疗的亚洲或青春期的 PCOS 女性中，多毛一般不明显。目前，尚缺少大规模的流行病学资料，临床资料中多毛的评分标准也不规范，目前多毛的评价多依据改良的 Ferriman-Gallwey（mFG）9 部位评分，按照既往研究提示 mFG ≥ 5 即可以诊断多毛，性毛主要分布在上唇、下腹和大腿内侧。痤疮也是高雄激素血症的一个敏感的临床表现，但研究起来很复杂。相似的，早秃的存在也可作为高雄激素血症的一个不太敏感的表现。卵巢多囊样改变根据 2003 年诊断标准中，推荐在早卵泡期（月经周期的 3 ~ 5 d），经阴道超声检查后进行诊断，因为卵巢形态可随着月经周期改变，月经不规律的妇女可以在黄体酮撤退出血后进行检查，而卵泡记数要对卵巢进行垂直和横扫后才能记数完成。

（三）PCOS内分泌紊乱

PCOS 患者的血清促卵泡刺激素（FSH）通常正常，而黄体生成素（LH），水平升高，占 PCOS 患者的 30% ~50%。血清 LH 水平高于第 95 百分数者占 PCOS 患者的 60%，反之，FSH/LH 比值升高则占 95%。虽然直接刺激促性腺细胞，LH 过多分泌可能导致高胰岛素血症。然而，由于肥胖的高胰岛素血症的妇女与高雄激素血症和 LH 水平降低有关，所以雄激素分泌可能与 LH 过多分泌有关，总之，LH 水平升高可能是一种与 PCOS 相关的现象，因此，LH 水平升高不构成 PCOS 患者的亚群，所以不需要将 LH 升高纳入 PCOS 的诊断标准中。另外，胰岛素抵抗与 PCOS 直接相关，即使是体重正常的 PCOS 患者也有一定程度的高胰岛素血症和餐后血糖异常或糖耐量受损，有 50%～70%的 PCOS 患者存在胰岛素抵抗，说明胰岛素抵抗与 PCOS 患者生殖功能异常关系密切。尽管 PCOS 协作组认为 PCOS 患者存在糖耐量受损和 2 型糖尿病的高患病风险，但目前尚无可靠的胰岛素抵抗的预测值。

（四）PCOS并发症

PCOS 患者中肥胖的发生率占 PCOS 患者的 30%～60%，这与国家和种族有关。在美国，有 50%的 PCOS 患者有超重或肥胖，其他国家的 PCOS 患者也表现为肥胖增多，但没有美国 PCOS 患者中的比例高。PCOS 的肥胖表现为向心性肥胖（腹型），甚至非肥胖的 PCOS 患者也表现为血管周围或网膜脂肪分布增加。糖耐量受损和 2 型糖尿病是 PCOS 超重患者的主要并发症。虽然空腹血糖通常是正常的，但服糖后胰岛素释放增加，且糖代谢异常。英国的一项流行病学研究显示卵巢楔形切除术后的具有 PCOS 病史的妇女，其糖尿病的发病率明显增加。美国和其他欧洲国家的研究结果也证实这点。肥胖的 PCOS 患者较非 PCOS 患者从血糖正常到发展为糖耐量受损或糖尿病的进程明显更快。还有文献报道 PCOS 患者 2 型糖尿病的发病风险增加 5～10 倍，同时糖耐量受损（IGT）的风险也增加，PCOS 患者 IGT 的患病率为 31%～35%，2 型糖尿病的患病率为 7.5%～10%。一项初步的研究显示 PCOS 糖耐量正常者只有 10%在 2～3 年发展为 2 型糖尿病，而发生 IGT 的 PCOS 患者则有 30%。高甘油三酯血症、低密度胆固醇脂蛋白浓度增高和高密度胆固醇脂蛋白降低在 PCOS 患者中非常常见，特别是肥胖的 PCOS 患者。纤溶酶原激活抑制因子 –I 可能也增高，这是提示一种慢性炎症存在的可能。PCOS 患者超声检查中发现其他大血管阻塞发生也较早。英国一项根据医疗记录和死亡证明进行的调查，结果显示有 PCOS 病史的妇女心肌梗死或其他心脏疾患的发生率并不增加。PCOS 患者妊娠糖尿病、妊娠高血压疾病的发生率显著高于正常对照组，由于长期无排卵和持续雌激素作用（缺乏孕激素拮抗），子宫内膜癌的发病风险增加等。

二、病因学研究

目前，PCOS 病因学研究有非遗传学理论和遗传学理论两种。

（1）PCOS 非遗传学理论：研究认为，孕期子宫内激素环境影响成年后个体的内分泌状态，孕期暴露于高浓度雄激素环境下，如母亲 PCOS 史、母亲为先天性肾上腺皮质增生症高雄激素控制不良等，青春期后易发生排卵功能障碍。

（2）PCOS遗传学理论：此理论的主要根据是PCOS呈家族群居现象，家族性排卵功能障碍和卵巢多囊样改变提示该病存在遗传基础。高雄激素血症、高胰岛素血症可能是PCOS家族成员同样患病的遗传特征，胰岛素促进卵巢雄激素生成作用亦受遗传因素或遗传易感性影响。稀发排卵、高雄激素血症和卵巢多囊样改变的家族成员中女性发生高胰岛素血症和男性过早脱发的患病率增高。

近年来，由于分子生物学研究技术的发展，使得PCOS相关基因研究成为可能。在细胞遗传学研究中，有关X染色体和其他常染色体异常与PCOS相关的报道最多，大多数研究结果显示PCOS可能为X连锁隐性遗传、常染色体显性遗传或多基因遗传方式。Meyer等认为，PCOS患者在11号染色体的长臂有缺失。通过全基因组扫描发现最大量的与PCOS相关的遗传基因，如甾体激素合成及相关功能的候选基因、雄激素合成相关调节基金、胰岛素合成相关基金、糖类代谢及能量平衡的候选基因、促性腺激素功能及调节的候选基因、脂肪组织相关的基因，以及慢性炎症相关基因。

总之，PCOS的病因学研究无法证实此病是由某个基因位点或某个基因突变所导致，其发病可能在特定环境因素的作用下与一些基因发生作用有关。

三、病理生理特点

PCOS相关病理生理机制研究众多，但目前尚无定论，过多雄激素是其重要特征，发病涉及全身多个器官，除卵巢外，下丘脑、垂体、胰岛、脂肪、骨骼肌等多个器官功能改变，引起PCOS高雄激素血症的原因主要包括以下几个方面：

（一）高雄激素血症

在卵巢和肾上腺雄激素合成中，雄激素合成的限速步骤包括孕烯醇酮和黄体酮各自转换成17-羟孕烯醇酮和17-羟孕酮，以及这些甾体激素转换成脱氢表雄酮和雄烯二酮，这些步骤都是由P450c17α-羟化酶所催化，该酶由定位在10q24.3上的17α-羟化酶所编码，有17α-羟化和17，20-裂解两种活性，它的调节异常在高雄激素血症中可能起一定的作用，最初的研究提示了P450c17α-羟化酶活性增强，导致了PCOS患者中雄激素水平升高和功能性的高雄激素血症。研究表明50%的PCOS患者伴有血清硫酸脱氢表雄酮（DHEA-S）水平升高，说明其肾上腺分泌雄激素的增多，这种增高可能与肾上腺网状带增生或

P450c17α 活性增强有关。另外，PCOS 患者多存在高胰岛素血症及胰岛素抵抗，增高的胰岛素可通过其垂体附近的受体促进 LH 释放，并可直接增强卵巢卵泡膜细胞 17α - 羟化酶的作用，致雄激素合成增多，胰岛素及胰岛素样生长因子 -I（IGF-I）也能促进 LH 刺激卵巢卵泡膜细胞雄激素的合成，同时还抑制肝合成性腺激素结合球蛋白（SHBG），使游离睾酮升高。PCOS 患者多伴有肥胖，其高睾酮者的胰岛素（INS）分泌和血清瘦素（Leptin）浓度有相关性，和 SHBG 之间无相关性，说明 INS 和雄激素参与 Leptin 的调节，雄激素是抑制 Leptin 的重要因素。

（二）高胰岛素血症

20 年前，学者们发现同正常的妇女相比，肥胖和非肥胖的 PCOS 患者有不同程度的胰岛素抵抗和代偿性的高胰岛素血症。后来的很多研究也有力地证明了高胰岛素血症和胰岛素抵抗是 PCOS 患者的共同特征。目前认为，PCOS 患者多存在高胰岛素血症及胰岛素抵抗，增高的胰岛素可通过其垂体附近的受体促进 LH 释放，并可直接增强卵巢卵泡膜细胞 17α - 羟化酶的作用，导致雄激素合成增多。胰岛素及胰岛素样生长因子 -I（IGF-I）也能促进 LH 刺激卵巢卵泡膜细胞雄激素的合成，同时还抑制肝合成性腺激素结合球蛋白，使游离睾酮升高。高胰岛素血症通过 INS 受体直接作用于卵巢的卵泡膜细胞，加速细胞内黄体酮转化为 17α - 羟孕酮及后者进一步转化为雄烯二酮及睾酮的过程，高浓度 INS 可促进 PCOS 患者卵巢间质细胞合成 IGF-I，使雄激素合成明显增加，高浓度 INS 刺激垂体上 INS 及 IGF-I 受体，增强垂体 LH 释放，从而间接升高血雄激素。高 INS 血症抑制肝合成性激素结合球蛋白，导致游离睾酮（FT）水平升高，使雄激素利用度增加。INS/IGF 系统刺激 P450c17 信使核糖核酸（mRNA）在卵巢和肾上腺的表达和活性，从而促进雄激素的合成。卵巢水平 IGF-I 的作用是协同 LH 进一步促进雄激素的合成和分泌，同时 IGF-I 和 IGF-II 可诱导细胞色素 P450 和 20，22- 裂解酶和羟化酶的功能活化，在卵泡膜细胞内增强 P450c17α 酶的作用，从而导致雄激素水平升高。胰岛素可通过调节胰岛素样生长因子结合蛋白（IGFBPS）浓度调节胰岛素样生长因子系统（IGFS）水平，高胰岛素血症使肝 IGFBP-I 产生减少，从而使 IGF-I 利用度增加，血循环及卵巢局部 IGF-II 水平升高刺激雄激素合成及分泌，同时 IGF-I 协同 INS 抑制肝合成性激素结合球蛋白（SHBG），使血游离睾酮水平升高。另外，有文献报道 INS 参与 PCOS 无菌性炎症反应，在 PCOS

发病中起到重要作用。

（三）下丘脑-垂体功能紊乱

对 PCOS 患者进行促性腺激素释放激素激动剂（GnRH-a）兴奋试验时，血清 A、T 和 17α-羟孕酮明显升高；而长效 GnRH-a 抑制试验时，血清 A、T 和 17α-羟孕酮浓度可下降至绝经期妇女水平或卵巢切除妇女水平，说明增高的 GnRH/LH 分泌可以增强卵泡膜细胞的雄激素合成限速酶（细胞色素 $P45017\alpha$-羟化酶）的活性，致使雄激素产生增多。同时，PCOS 患者的卵泡膜细胞体外培养发现，其分泌 A、17-羟孕酮和黄体酮的水平都比对照组升高，提示 PCOS 的卵泡膜细胞 $P450c17\alpha$ 活性亢进可能还存在自身的原因。由于 $P450c17\alpha$ 具有 17α-羟化酶和 17，20-裂解酶的双重活性，既能在肾上腺表达又能在卵巢表达，似乎可以解释 PCOS 同时有卵巢和肾上腺源性的雄激素增多。

四、临床综合征

（一）月经紊乱

PCOS 在月经异常妇女中占 70%～80%，PCOS 患者卵泡募集数量多，但卵泡选择及优势化受阻，卵泡发育停滞，导致无排卵或稀发排卵，约 70% 伴有月经紊乱，主要的临床表现形式为闭经、月经稀发和功血，占继发性闭经的 30%，占无排卵型功血的 85%。由于 PCOS 患者排卵功能障碍，缺乏周期性孕激素分泌，子宫内膜长期处于单纯高雌激素刺激下，内膜持续增生易发生子宫内膜单纯性增生、异常性增生，甚至子宫内膜非典型增生和子宫内膜癌。

（二）高雄激素相关临床表现

1.高雄性激素多毛（详见 P88）

2.高雄激素性痤疮（详见 P88）

3.女性型脱发（FPA）（详见 P89）

4.皮脂溢出（详见 P89）

5.男性化表现

男性化主要表现为有男性型阴毛分布、阴蒂肥大、乳腺萎缩、声音低沉及其他外生殖器发育异常，在 PCOS 患者中典型男性化表现并不多见，常见于先天性肾上腺皮质增生、肾上腺肿瘤及分泌雄激素的肿瘤。

（三）卵巢多囊样改变（PCO）

关于PCO的超声诊断标准虽然进行了大量的研究，但仍众说纷纭，加上人种的差异，其诊断标准的统一更加困难。2003年鹿特丹的PCO超声标准是单侧或双侧卵巢内卵泡≥12个，直径在2~9 mm，或卵巢体积（长×宽×厚/2）＞10 mL，同时可表现为髓质回声增强。

（四）其他

1. 肥胖

肥胖占PCOS患者的30%～60%，其发生率因种族和饮食习惯的不同而不同。在美国，50%的PCOS患者存在超重或肥胖，而其他国家的报道中肥胖型PCOS相对要少得多。PCOS的肥胖表现为向心性肥胖（也称腹型肥胖），甚至非肥胖的PCOS患者也表现为血管周围或网膜脂肪分布比例增加。

2. 不孕

由于排卵功能障碍使PCOS患者受孕率降低，且流产率增高，但PCOS患者的流产率是否增加或流产是否为超重的结果目前还不清楚。

3. 阻塞性睡眠窒息

这种问题在PCOS患者中非常常见，且不能单纯用肥胖解释，胰岛素抵抗较年龄、BMI或循环睾酮水平对睡眠中呼吸困难的预测作用更大。

4. 抑郁

PCOS患者抑郁发病率增加，且与高体质指数和胰岛素抵抗有关，患者生活质量和性满意度明显下降。

五、诊断标准及鉴别

1935年，Stein和Leventhal首次报告此病后被定名为Stein-Leventhal综合征（S-L征）。1960年由于患者以双侧卵巢囊性增大为特征，故改称为多囊卵巢综合征。由于PCOS有高度临床异质性，病因及发病机制至今不清。

（一）诊断标准比较

1.美国国立卫生研究院（NIH）PCOS的诊断标准（1990年）

（1）月经异常和无排卵。

（2）临床或生化显示高雄激素血症。

（3）其他引起高雄激素血症的疾病除外。

2. PCOS 国际协作组 PCOS 国际诊断标准（2003 年）

2003 年，欧洲人类生殖和胚胎与美国生殖医学学会（ESHRE/ASRM）的专家在荷兰鹿特丹召开专家会议，对 PCOS 的诊断标准进行重新修改，此标准已成为第一个 PCOS 国际诊断标准。具体诊断标准如下：

（1）稀发排卵或无排卵。

（2）高雄激素的临床表现和（或）高雄激素血症。

（3）超声表现为多囊卵巢：一侧或双侧卵巢有 12 个以上直径为 2～9 mm 的卵泡，和（或）卵巢体积大于 10 mL。

上述 3 条中符合 2 条，并排除其他疾病如先天性肾上腺皮质增生、库欣综合征、分泌雄激素的肿瘤。

许多研究者认为这一诊断标准过于宽泛，故根据这一诊断标准诊断的 PCOS 可以再进行亚型分型，以便于个体化治疗选择：

Ⅰ型：经典 PCOS，超声卵巢多囊样改变及高雄激素的临床表现和（或）高雄激素血症。

Ⅱ型：超声卵巢多囊样改变及稀发排卵或无排卵。

Ⅲ型：NIH 标准 PCOS，高雄激素的临床表现和（或）高雄激素血症及稀发排卵或无排卵。

Ⅳ型：同时具备超声卵巢多囊样改变、高雄激素的临床表现和（或）高雄激素血症及稀发排卵或无排卵，此型也被称为经典 PCOS。

3. 高雄激素学会（AES）PCOS 诊断标准（2006 年）

（1）多毛和（或）高雄激素血症。

（2）稀发排卵或无排卵和（或）多囊卵巢。

（3）排除其他雄激素过多的相关疾病，肾上腺疾病如库欣综合征；排除产生雄激素的肿瘤、高泌乳素血症、严重的胰岛素抵抗综合征、分泌雄激素的肿瘤、甲状腺功能异常等。

4. 中华医学会 PCOS 诊断标准（2007 年）

为制定中国 PCOS 的诊治规范，中华医学会妇产科学分会内分泌学组于 2006 年在重庆讨论并初步制定了中国的 PCOS 诊断、治疗专家共识。2007 年出台了中国的 PCOS 诊断和治疗专家共识，专家建议段推荐采用 2003 年 PCOS 国际协作组 PCOS 国际诊断标准。

（二）诊断标准的判断

1. 稀发排卵或无排卵

初潮两年不能建立规律月经；闭经（停经时间超过 3 个以上月经周期或月经周期 ≥ 6 个月）；月经稀发 ≥ 35 天及每年 ≥ 3 个月不排卵者即为符合此条。

2. 高雄激素的临床和生化表现

高雄激素的临床表现主要有痤疮、多毛、高雄激素性秃顶，出现喉结、阴蒂增大、声调低沉等。

（1）高雄激素性痤疮：痤疮是一种多因素引起的毛囊皮脂腺单位的慢性炎症性皮肤病，多分布在额部、颞部及胸背部，主要发生于青春期男女，与雄激素分泌增加，使皮脂腺增生肥大，皮脂产生增多有关。将痤疮分为轻、中、重 3 级：

①轻：粉刺 < 20 个，或炎性丘疹 ≤ 15 个，或损伤总数 < 30 个。

②中：粉刺 20 ~ 100 个，或炎性丘疹 15 ~ 50 个，或损伤总数 30 ~ 125 个。

③重：囊肿 > 5 个，或粉刺总数 > 100 个，或炎性丘疹总数 > 50 个，或损伤总数 > 125 个。

高雄激素性痤疮有以下五个特点：

①发病年龄小（9 ~ 13 岁）。

②痤疮病情重：除了皮肤油腻、毛孔粗大外，有许多炎性丘疹、脓疱和囊肿，属于重度痤疮。

③好发部位：好发于颜面下 1/3 处，特别是鼻部及其周围皮肤。

④持续时间长：由于为不能及时地诊断出 PCOS，所以病程很长，直到 40 ~ 45 岁痤疮仍不好转，成为成人痤疮或青春期后痤疮的主要原因。

⑤治疗抵抗：因引起痤疮的原因是高雄激素血症，故口服或外用传统治疗痤疮的药物效果不好。PCOS 患者多为成年女性痤疮，伴有皮肤粗糙、毛孔粗大，与青春期痤疮不同，具有症状重、持续时间长、顽固难愈、治疗反应差的特点。

（2）高雄激素性多毛：毛发的多少和分布因性别和种族的不同而有差异。按其受性激素的影响情况，毛发可分为三类：第一类不受性激素的影响，如头发、眼睫毛和眉毛等；第二类受男女两性性激素的影响，如腋毛、阴毛、四肢和下腹部的毛；第三类受雄激素的影响，如胡须、耳前、鼻、耻骨上三角和躯体的毛。多毛是雄激素增高的重要表现之一，人体终毛主要分布在唇上、鬓角、乳晕周围、下腹部及四肢等部位，多毛表现在背上部、肩部、上腹部、前胸、耻骨上三角、大腿内侧及耳、鼻等处出现终毛，另外评价多毛需与患者原来毛发分布情况进行对比，特别是原来无毛处出现毛发。临床上评定多毛的方法很多，其中被广泛认可，同时也是世界卫生组织推荐的评定方法为 Ferriman-Gallway 毛发评分标准，记录 9 个部位，并对每一部位进行 1 ~ 4 级评分，总分大于或等于 5 提示体毛生长异常。PCOS 患者多毛现象多不严重，以性毛增多为主，如阴毛分布常延及肛周、腹股沟或上延伸至腹中线，但多属女性型分布；尚有眉浓及腋毛较正常浓密，前臂及小腿毛发增多，上唇细须或乳晕周围有长毛出现等。

(3) 女性型脱发（FPA）：FPA 有 37% 发生在绝经期后，13% 发生在绝经期前。PCOS 则很早发生 FPA，即 20 岁左右即开始脱发。FPA 与多血管类（MPA）发病机制不完全相同，所以临床表现也有所不同；MPA 是从两侧额头、前头部开始脱发，发际线逐渐向后退移，最后头顶部毛发全部脱落，而侧头部、后枕部毛发正常，呈现光头。而 FPA 主要发生在头顶部，向前可延伸到前头部（但不侵犯发际线），向后可延伸到后头部（但不侵犯后枕部），只是头顶部毛发弥散性稀少、脱落，它既不侵犯发际线，也不会产生光头。

(4) 皮脂溢出：皮脂分泌受内分泌调节。皮脂腺分泌主要通过 3 个渠道：下丘脑腺垂体通过促甲状腺激素（TSH）作用于甲状腺，产生甲状腺素促进皮脂分泌。通过促肾上腺皮脂激素（ACTH）作用于肾上腺皮质，产生肾上腺素促进皮脂分泌。通过促卵泡激素（FSH）作用于性腺产生性激素，分泌雄激素和雌激素。当多囊卵巢产生过量的雄激素，发生高雄激素血症，使皮脂分泌增加，导致患者头面部油脂过多，毛孔增大，鼻唇沟两侧皮肤稍发红、油腻，头皮鳞屑多、头皮痒，胸、背部油脂分泌也增多。

(5) 高雄激素的生化表现：主要指 PCOS 患者中总睾酮、游离睾酮指数或游离睾酮高于实验室参考正常值。推荐用平衡透析法检测游离睾酮，或者用总睾酮及性激素结合球蛋白计算游离睾酮指数游离雄激素指数（FAI）＝总睾酮 / SHBG × 100，各种雄激素在正常人群中正常值变异很大，标准范围还未很好建立，因此目前还没有一个统一认可的雄激素标准值。

3.PCOS 的诊断标准

目前认为卵巢多囊样改变应该作为一个诊断标准。一侧或双侧卵巢直径2～9 mm的卵泡≥12个，和（或）卵巢体积≥10 mL。B超诊断的注意事项：对未婚无性生活的妇女可采用肛门超声检查，可达到与阴道超声检查同样满意的效果，进行B超检查的时间建议月经规律者应在早卵泡期或无优势卵泡状态下超声检查；经期延长或闭经的妇女可在任何时间或是用黄体酮诱导月经来潮的3～5 d。卵巢体积的计算：卵巢体积（mL）＝0.5×长×宽×厚；卵泡数目测量应包括横面与纵面扫描；对卵巢进行评价时需要患者未服用口服避孕药，因为药物可以改变卵巢的形态。只要有一侧卵巢符合多囊样改变就可以进行诊断。

（三）PCOS的鉴别

1. 库欣综合征

各种原因导致的肾上腺皮质功能亢进，典型表现有满月脸、水牛背、向心性肥胖、皮肤紫绀、多毛、痤疮、高血压，以及骨质疏松、糖耐量异常、皮肤色素沉着，多伴有男性化表现。实验室检查显示血浆皮质醇正常的昼夜节律消失，尿游离皮质醇增高。过夜小剂量地塞米松抑制实验是筛选本病的简单方法，如用药后皮质醇下降50%（< 195 nmol/L），可排除库欣综合征，如皮质醇> 390 nmol/L，又无引起假阳性的因素存在，则可能是库欣综合征。

2. 先天性肾上腺皮质增生（CAH）

属常染色体隐性遗传病。最多见的是先天性 21– 羟化酶及 11 β – 羟化酶缺乏症。此类患者不能合成糖皮质激素，垂体 ACTH 失去抑制，肾上腺皮质增生，造成酶前代谢产物（17 α – 羟孕酮、17 α – 羟孕烯醇酮及其代谢产物孕三醇）堆积，雄激素分泌增多。患者染色体核型46，XX，性腺为卵巢，内生殖器有子宫及输卵管，但在过多雄激素的作用下外生殖器和第二性征有不同程度的男性化表现，因胎儿期已受过多雄激素影响，故出生时已出现生殖器发育的异常。少数患者为迟发性肾上腺皮质增生，临床表现多延迟到青春期后出现，可表现为缓慢性进行性多毛、月经稀发、无明显生殖器畸形。实验室检查显示血清 T 和 A 水平升高（T > 2.8 nmol/L，A > 9.5 nmol/L），血清皮质醇水平多正常，17 α – 羟孕酮升高（> 9.1 nmol/L），但迟发性患者 17 α – 羟孕酮的基础水平可在正常范围内，但 ACTH 兴奋试验后其水平显著高于正常值，此最具有诊断价值。

3. 卵巢男性化肿瘤

此类肿瘤包括睾丸母细胞瘤、门细胞瘤、类脂质细胞瘤、颗粒细胞瘤及卵泡膜细胞瘤。多发生于 30 ~ 50 岁。患者发病前月经及生育能力正常，发病后出现明显的男性化表现、闭经和不孕。实验室检查雄激素水平升高，主要是 T 和 A 升高（$T > 7$ nmol/L，$A > 21$ nmol/L），且大多数肿瘤分泌雄激素既不受 ACTH 的调节，也不受促性腺激素的调节。B 超是检查此病的较好方法，CT 或 MRI 也可协助诊断。

4. 肾上腺肿瘤

肾上腺皮质的良性和恶性肿瘤均可导致雄激素增多，肿瘤的生长和分泌功能为自主性，不受垂体 ACTH 的控制，也不受外源性糖皮质激素的抑制。对于外源性 ACTH 的刺激，肾上腺癌一般不反应，腺瘤有时可反应。患者多毛及其男性化表现发展迅速，并伴有糖皮质激素或盐皮质激素分泌过多所致的周身代谢异常。CT 或 MRI 对肾上腺肿瘤很敏感，可定位并显示对侧肾上腺萎缩。

5. 卵泡膜细胞增生症

这种病变类似于 PCOS，但有所区别。在卵巢间质中，有弥散性的黄素化卵泡膜细胞小岛，分泌过多的雄激素。卵巢卵泡少，原始卵泡由于脂肪性变而退化，故数目较 PCOS 少。间质增生显著，卵巢更为实性。

6. 高泌乳素血症

有研究发现肾上腺细胞膜上有泌乳素受体，泌乳素可刺激肾上腺雄激素的分泌，泌乳素水平升高通常伴有血清 DHEA-S 升高，此症患者肥胖通常是弥散性肥胖，下半身肥胖多明显。另外，约 20% 的垂体泌乳素腺瘤妇女有多毛症和痤疮。

7. 药物因素

主要是雄激素，其次是糖皮质激素或孕激素的长期或大量应用。可出现多毛，表现为女性出现胡须、体毛增多，甚至有其他男性化表现。非激素类药物，如苯妥英钠、二氮唑、合成甾体类、达那唑等也可诱发，特点是停药后症状逐渐消失，用药史是诊断的主要依据。

8. 中枢神经性因素

某些脑炎、颅外伤、多发性脑脊髓硬化症或松果体肿瘤等疾病，可促使雄激素分泌增多，而出现多毛，通常无其他男性化表现。

9. 应激因素

应激时，下丘脑的促肾上腺激素释放激素（CRH）增加，使垂体分泌 ACTH 增加，对肾上腺皮质产生过度刺激，可出现雄激素增加。

10. 妊娠期高雄激素表现

妊娠期大量的绒毛膜促性腺激素可使卵巢有极度的黄素化或刺激门细胞，产生雄激素增加，引起多毛。

11. 异位 ACTH 肿瘤

临床上较少见，是由于肾上腺以外的癌瘤产生有生物活性的 ACTH，刺激肾上腺皮质增生。最常见的是肺燕麦细胞癌（约占 50%），其次为胸腺瘤和胰腺瘤（各约占 10%），其他还有起源于神经脊组织的瘤、甲状腺髓样癌等。

六、PCOS 长期并发症

（一）PCOS患者的子宫内膜问题

1. 子宫内膜增生

包括单纯型增生、复杂型增生，以及不典型增生，增生期子宫内膜、萎缩型子宫内膜和子宫内膜癌是 PCOS 患者子宫内膜可能出现的病理改变。有文献报道，PCOS 患者中子宫内膜癌发生率是正常人群的 10 倍，年轻的子宫内膜癌患者中有 19%~25% 合并有 PCOS。PCOS 患者子宫内膜病变和功能异常的可能机制包括慢性无排卵或稀发排卵，使子宫内膜处于雌激素的刺激下呈持续增生状态，而缺乏孕激素保护；高胰岛素可使 SHBG 水平下降，游离雌激素水平上升；胰岛素促进子宫内膜雌激素受体表达，使雌激素作用增强。由于以上原因子宫内膜长期暴露于雌激素的作用下，会增加细胞的有丝分裂活性及 DNA 复制的错误概率，造成细胞突变导致内膜病变。PCOS 是无排卵型不孕症的重要原因之一。研究发现，无排卵型不孕症患者发展为子宫内膜增生的风险增加，一些患者甚至发展为不典型增生及癌前病变。PCOS 患者子宫内膜增生症发生率为 35%，这主要是由于患者长期无排卵，子宫内膜长期受雌激素刺激而没有孕激素的保护作用，促使子宫内膜增生。

2. 子宫内膜癌

1949 年 Speert 率先提出 PCOS 与子宫内膜癌的关系，1957 年，Jackson 等报道 PCOS 子宫内膜癌的发生率为 37%。到 20 世纪 70 年代，Chamlian 等在 97 例年龄小于 35 岁的子宫内膜增生患者中发现，25% 存在月经不规则和 PCOS。1978 年 Jafari 等研究发现 PCOS 子宫内膜癌发生率明显高于无 PCOS 的妇女，年轻子宫内膜癌患者中有 19%～25% 患有 PCOS，PCOS 患者发生子宫内膜癌的可能性是正常年轻妇女的 4 倍。近年来研究发现，肥胖、高胰岛素血症、高雄激素血症也是子宫内膜癌的高危因素。子宫内膜除对雌激素、孕激素和雄激素有反应外，还是胰岛素作用的靶器官。排卵正常的妇女其受体受周期性调节。体外实验证实，胰岛素抑制子宫内膜间质的正常分化（蜕膜化），胰岛素样生长因子（IGF）与其结合蛋白（IGFBP）在胚胎着床及母婴交换中起重要作用，高胰岛素血症导致 PCOS 患者血中 IGFBP-I 水平降低，游离 IGF-I 增加，同时体外研究发现胰岛素抑制子宫内膜间质细胞蜕膜样变、刺激子宫内膜腺体及间质增生并抑制细胞凋亡。高雌激素、高胰岛素、高游离 IGF-I 与高雄激素血症共同影响子宫内膜，增加流产及子宫内膜异常增生甚至癌变的可能。胰岛素抗体（IR）使患胰腺癌、肝癌、结肠癌、乳腺癌及子宫内膜癌等肿瘤的危险性增加。在一项对 345 例 PCOS 患者的研究中发现，PCOS 患者患子宫内膜癌风险明显增大（OR5.3），但肥胖可能是一个混杂的因素。PCOS 患者体内存在 IR 已成为共识，有 50%～70% 的患者伴有 IR。有文献报道，以 IR 为主的 2 型糖尿病患者患子宫内膜癌的相对危险性是正常人的 3～4 倍，而 PCOS 患者，其肥胖、高胰岛素血症发生率明显高于正常人群。PCOS 内分泌代谢紊乱与子宫内膜癌的潜在关系非常复杂，推测可能是由于其代谢紊乱所致子宫内膜病变的发生，尚需跨学科的研究来进一步阐述。

（二）PCOS患者的代谢相关问题

1. 胰岛素抵抗

胰岛素抵抗与 PCOS 患者病情轻重直接相关，即使是体重正常的 PCOS 患者也存在一定程度的高胰岛素血症和餐后血糖异常或糖耐量受损，报道有 50%～70% 的 PCOS 患者存在胰岛素抵抗，说明胰岛素抵抗与 PCOS 患者生殖功能异常关系密切。文献报道其患病率与评估胰岛素抵抗方法的敏感性有关，改善生活方式和药物治疗均可以有效改善胰岛素抵抗的状态。胰岛素抵抗评价尚无国际统一标准，通常采用空腹血糖胰岛素比值进行测定，其与胰岛素动态试验相关性较好。然而，此法也有不足，主要是因胰岛 B 细胞功能的差异、生理胰岛素水平的波动及标准胰岛素分析的缺乏使这种方法的临床广泛应用受到限制。口服糖耐量试验（OGTT）和胰岛素释放试验是一种更好地评估糖耐量和胰岛素抵抗的方法，但这种方法耗时且昂贵，很难用于大规模人口的普查中。

2. 糖耐量受损和 2 型糖尿病

这是 PCOS 中超重患者的主要并发症。虽然空腹血糖多正常，但服糖后胰岛素释放增加，且糖代谢异常。一项英国的流行病学研究显示进行卵巢楔形切除术的 PCOS 患者，其糖尿病的发病率明显增加。美国的研究结果也证实了这一点。肥胖的 PCOS 患者较非 PCOS 患者从血糖正常到发展为糖耐量受损或糖尿病的进程明显更快。还有文献报道，PCOS 患者 2 型糖尿病的发病风险增加 5 ~ 10 倍，同时糖耐量受损（IGT）的风险也增加，PCOS 患者 IGT 的患病率为 31% ~ 35%，2 型糖尿病的患病率为 7.5% ~ 10%，这些都远高于正常人群的患病率。一项初步的研究显示，PCOS 糖耐量正常者只有 10% 在 2 ~ 3 年发展为 2 型糖尿病，而 IGT 的 PCOS 患者则有 30%，明显高于一般人群中妇女的 2 型糖尿病患病率（约 5%）。

3. 脂代谢异常

高甘油三酯血症、低密度胆固醇脂蛋白浓度增高和高密度胆固醇脂蛋白降低在 PCOS 患者中均非常常见，特别是在肥胖的 PCOS 患者中。纤溶酶原激活抑制因子 – I 可能也增高，这提示有一种慢性炎症存在于 PCOS 患者中的可能。

4. 心血管疾病

PCOS 患者中与心血管疾病（CVD）发病风险相关的一些因素（如肥胖、糖尿病、IR、高血压、血浆纤维蛋白原活性抑制因子、超声检查颈动脉内中膜厚度）也增加，这提示 PCOS 患者发展为 CVD 的风险增加，但目前的流行病学研究结果并没有显示有 PCOS 史的妇女中年冠心病患病率增加。一项应用血管造影方法进行检查的流行病学调查发现，PCOS 的年轻妇女冠状动脉狭窄发生率明显高于同龄女性。PCOS 患者超声检查中发现其他大血管阻塞发生也较早。然而，英国的一项根据医疗记录和死亡证明进行的调查，结果显示 PCOS 病史的妇女心肌梗死或其他心脏疾患的发生率并不增加，其他流行病学调查也未见冠心病发病率增加的报道。

七、治疗

（一）一般处理

PCOS 患者的一般处理以饮食调节和控制体重为主。减轻体重是治疗 PCOS 的基本原则。有研究表明，BMI 下降会改善生育结局，这说明体重减轻可以影响生殖内分泌，但体重减轻致排卵恢复的机制目前尚不清楚。降低体重可降低血中胰岛素浓度，增加性激素结合球蛋白和胰岛素样生长因子结合蛋白的浓度，结果导致卵巢雄激素分泌减少及血中游离睾酮下降，同时使 SHBG 升高，体重下降 5% 则可减轻高雄激素症状，所以 PCOS 患者的饮食宜低糖类、低脂肪，通过饮食调节和运动降低体重是改善 PCOS 高雄激素的基本方法。运动作为减轻体重的一种方法，通过外周组织利用葡萄糖使胰岛素浓度降低，低热卡食物摄入也会减少胰岛素分泌，另外，腹部脂肪减少可使胰岛素抵抗减轻。体重减轻后，轻型或早期多囊卵巢综合征患者多出现临床综合征好转。肥胖是 PCOS 患者常见的体征。肥胖增加了胰岛素抵抗、高胰岛素血症及高雄激素血症，从而导致排卵障碍，出现月经紊乱及相关的远期并发症。有研究显示，肥胖妇女饮食控制在 1000～1 500 卡路里长达 6 个月，平均体重下降 10 kg。控制体重、合理饮食、加强运动的生活方式有益于改善 PCOS 的月经紊乱。

总之，生活方式调整是适用于所有 PCOS 患者的基本治疗方法，主要包括：

（1）适当控制饮食，养成良好的饮食习惯。

（2）坚持长期有效的体育运动。

（3）行为治疗，减轻压力，保持良好的心理状态。

生活方式调整对于改善 PCOS 临床症状，预防其近、远期并发症非常有效。从事日常工作或进行规律锻炼或参加减肥训练，可能有益于长期身体健康、排卵和妊娠。良好的饮食习惯和运动可以促进体重减轻，可以使妊娠率提高、治疗费用降低，是一种简单的治疗生育能力低下的方法。

（二）降低高雄激素血症的药物治疗

1. 口服避孕药（OCP）

OCP 已作为 PCOS 患者的一种传统的可长期应用的治疗方法，主要用于保护子宫内膜、调整月经周期，通过降低卵巢产生的雄激素改善多毛和（或）痤疮。OCP 可以降低 PCOS 患者的高雄激素血症。1997 年，有报道称应用短效 OCP（复方左旋炔诺孕酮）治疗 PCOS 患者，连服 3 个周期，3 个月后 FSH、LH、雌二醇（E_2）、睾酮（T）水平明显下降。含有醋酸环丙孕酮成分的 OCP，因其具有孕激素活性并可与炔雌醇结合产生抗雄激素作用，它还可与毛囊细胞质中的双氢睾酮（DHT）受体结合，阻断雄激素效应向细胞核的传导，通过抑制此受体活性抑制 5α 还原酶活性，使 DHT 生成减少、促性腺激素合成减少，促性腺激素水平降低使类固醇合成减少，增加 SHBG 水平并降低促性腺激素水平。故醋酸环丙孕酮成为 PCOS 降低雄激素治疗的首选方法，文献报道其对 60% ~ 80% 的原发性多毛患者有效。OCP 对于无生育要求的 PCOS 患者是一种简单、经济的治疗方法，多于月经期或黄体酮撤退性出血后 3 d 开始，每日 1 片，连续 21 日，视治疗目的连续应用 3 ~ 6 个周期，但最近的研究显示其可能降低 PCOS 患者胰岛素敏感性和糖耐量，常见的不良反应包括头痛、体重增加、情绪改变、性欲下降、胃肠道反应和乳腺疼痛，应给予注意。

2. 糖皮质激素

用于治疗肾上腺合成雄激素过多的高雄激素血症，以地塞米松和泼尼松的疗效较好，因为它们与受体的亲和力较大，可抑制垂体 ACTH 分泌，使依赖 ACTH 的肾上腺雄激素分泌减少。地塞米松 0.5 ~ 0.75 mg/d，泼尼松 5 ~ 7.5 mg/d，睡前服用。长期应用注意下丘脑 – 垂体 – 肾上腺轴抑制的可能性。

3. 螺内酯

螺内酯是一种醛固酮类似物，但同时对细胞色素 P450 系统具有一定作用。其对酶抑制作用的有效性与醋酸环丙孕酮相似，故两种治疗效果亦相似。同时其具有对抗雄激素作用，其治疗高雄激素血症的作用机制为竞争性与雄激素受体结合，在末梢组织与双氢睾酮（DHT）竞争性结合受体，抑制 17α – 羟化酶，使 T 减少，另外还能加速 T 转化为 E_2。治疗剂量为 50 ~ 400 mg/d。

4. 促性腺激素释放激素类似物（GnRH–a）

GnRH–a 是 GnRH 的九肽类似物，其作用机制是它可以持续刺激垂体，占据 GnRH 受体，对垂体起到降调节作用，并通过破坏信息传导的钙通道，达到垂体对有生物活性的促性腺激素的脱敏作用，阻止促性腺激素（Gn）进一步分泌，抑制卵巢来源的雄激素，使 LH 和 T 下降。治疗剂量为 0.5 ~ 1 mg/d，持续 6 个月，但费用高，另外可出现低雌症状及骨质疏松等不良反应，故常与 OCP 联合应用。

（三）促排卵药物治疗

有生育要求的 PCOS 患者可应用促排卵治疗才能妊娠，针对不孕妇女具体病情选择合适的治疗方案是促排卵成功的关键。

1. 氯米芬（CC）

1961 年 Greenblatt 报道了应用 CC 进行促排卵治疗，CC 已经成为促排卵治疗的首选药物，CC 是一种非甾体激素复合物，有弱雌激素效应，易吸收，半衰期大约为 5 d，主要由粪便排出。CC 可与下丘脑雌激素受体结合，使中枢神经系统对循环中的雌激素水平的感应被阻滞，脉冲式 GnRH 和促性腺激素分泌增加，进一步引起卵泡生长和发育。另外，CC 也可直接影响垂体和卵巢，分别使促性腺激素分泌增加，协同增强 FSH 诱导的芳香化酶活性。CC 也可在女性生殖道的其他部位表现出抗雌激素特征，特别是子宫内膜（使子宫内膜变薄）和宫颈（使宫颈黏液黏稠）。这些抗雌激素效应对妊娠有负面影响。用药方法是在自然周期月经来后或孕激素撤退性出血后开始，即从周期的第 2～5 d 开始，用药 5 d，起始剂量通常是 50 mg/d，根据患者体重和既往治疗反应酌情增加至 100～150 mg/d。开始时间对排卵率、妊娠率和内膜并没有显著影响，在卵泡早期开始可以确保充分的卵泡募集。应尽量采用最小的剂量治疗，因为高剂量并不能改善妊娠结局，并且理论上对内膜厚度和着床有负面影响。用 B 超监测主导卵泡达平均直径 18～20 mm 时，可用人绒毛膜促性腺激素（hCG）诱发排卵，并指导同房时间。不用 B 超监测时，应建议在 CC 应用第 5 天后的 3 d 开始隔日同房，或可用尿 LH 测排卵试纸来指导。文献报道 PCOS 患者应用 CC 后排卵率可达 80% 以上，单独使用妊娠率达 30%～60%。应用氯米芬的两个最明显的不良反应是轻度卵巢增大（13.6%）和多胎妊娠，其他副反应包括潮热（10.4%）、腹胀（5.5%）和极少的视觉障碍（1.5%）。部分患者应用 CC 治疗无效，称为氯米芬抵抗，但目前对氯米芬抵抗的定义不同，最大剂量为 150～250 mg，连续应用 3 个周期，均无排卵反应。文献报道大约 20% 的 PCOS 患者存在氯米芬抵抗，出现氯米芬抵抗可改用其他促排卵治疗方法。

2. 促性腺激素

对于 CC 抵抗的患者，促性腺激素（Gn）是常用的促排卵药物，包括 FSH 及人绝经期促性腺激素（hMG），1960 年首次报道了应用 hMG 促排卵治疗，目前 Gn

的制剂多样，如 hMG、尿 FSH 和重组 FSH，但应用时都存在价格高、多胎妊娠和卵巢过度刺激综合征（OHSS）风险的问题。应用方法多样，如小剂量缓增、大剂量缓降等方案，PCOS 患者应用 Gn 易发生卵巢高反应和 OHSS，故在一般促排卵治疗时，推荐采用小剂量缓增方案，常规方法为月经 3 ~ 5 d 起始，每天 1 支 hMG 或纯 FSH 37.5 IU/d，若卵巢无反应，每隔 7 ~ 14 d 增加半支，即 37.5IU，直到 B 超下见优势卵泡，增加至 225 IU/d 为止，该方法的排卵率为 70% ~ 90%，单卵泡发育率为 50% ~ 70%，周期妊娠率为 10% ~ 20%，OHSS 发生率较低，为 0 ~ 5%。伴雄激素和 LH 水平升高时，应用促性腺激素治疗的 PCOS 患者多表现为卵巢高反应（一般指大于 3 个卵泡发育），OHSS 及多胎妊娠发生率也较高。由于 PCOS 患者 LH 高分泌，故理论上应用 FSH 比 hMG（包括 FSH 和 LH）更好，但是循证医学的调查显示，FSH 与 hMG 相比，FSH 并不能降低 OHSS 的发生率，对多胎妊娠率和改善妊娠率也无特殊意义，但应用促性腺激素释放激素类似物（GnRH-a）在促排卵前进行垂体降调节可增加治疗成功率，减少 OHSS、多胎妊娠发生率和流产率。

（四）促排卵治疗的辅助用药

PCOS 的药物促排卵治疗存在排卵率高，妊娠率低的问题，而 PCOS 患者的内分泌紊乱复杂多样，故近年来随着对 PCOS 发病机制的研究，PCOS 的辅助促排卵药物越来越受到重视，如 GnRH-a、OCP、生长因子（GH）、二甲双胍等，它们可改善 CC 和 Gn 的促排卵作用，提高妊娠率，减少 OHSS 的发生率。

1. 短效口服避孕药（如 OCP）

前面已经讲述。

2. 促性腺激素释放激素类似物（如 GnRH-a）

GnRH-a 能提高受精率和妊娠率。另外，由于其药物去势作用可降低 PCOS 患者的高雌激素水平，使子宫内膜维持正常生理状态，这有利于种植，也可提高妊娠率。Richard 等认为 PCOS 患者应用 GnRH-a 后可提高 IVF 周期的受精率和妊娠率，并使其流产率降低，移植率和卵裂率增加。大多数国外文献报道应用长效 GnRH-a 治疗进行体外受精 - 胚胎移植技术（IVF-ET）的 PCOS 患者，Homburg 等回顾性比较了 68 个 PCOS 患者的 208 个 IVF-ET 周期中 124 个周期应用长效 GnRH-a，另外 84 个周期直接用 FSH/HMG 促排卵治疗，所有患者 Gn 起始用量相同，GnRH-a 的用法是在月经第一天 3.75 mg 单次肌内注射，注射两周后测血清 E_2 和 B 超，如 $E_2 < 80$ pmol/L 或卵巢无直径 ≥ 10 mm 的卵泡，则开始促排卵治疗，如不符合以上情况在第一次注射后 3 周再次注射 3.75 mg，结果显示 GnRH-a 组累计妊娠率、累计分娩率及流产率均得到改善。国内也有类似报道，应用长效 GnRH-a 组的妊娠率提高，达 38.5%；流产率降低，仅 10%；认为长效 GnRH-a 治疗适合既往有卵巢高反应和 OHSS 史的患者。主要不良反应是出现少许不规则阴道出血、阴道干燥等，不良反应较轻，在应用 Gn 后多可自然缓解。许多文献也报道，虽然 GnRH-a 短效制剂不能获得长效制剂的良好治疗效果，但能获得相似的周期妊娠率。Urman 等比较了 PCOS 与输卵管因素进行 IVF-ET 治疗的结果，发现两组的周期妊娠率相似。综上所述，短效 GnRH-a 能够达到长效制剂类似的作用，且价格低廉，但用药时间、用药量及用药方法有不同。

3. 生长激素（GH）

GH 为促代谢激素，可调节血糖、蛋白质和脂肪的代谢，受下丘脑生长激素释放激素和生长抑素的双重调节，并受肥胖、饮食及睡眠等因素的影响。GH 对生殖功能的影响在于它可增加卵巢对促性腺激素的反应力，增加卵巢内 IGF- I 及 IGF- II 的产生，加强依赖 FSH 颗粒细胞的分化，与 hMG 协同调节周期性的卵泡发育和激素合成。曾对比 PCOS 患者 130 例（平均年龄 28.2 岁）和同期就诊的女性不孕患者 107 例（平均年龄 29.2 岁）进行月经第 3~7 天或闭经期血 E_2、T、A、FSH、LH、PRL、GH、IGF-II 及 INS 的测定，发现 PCOS 组的 T、A、LH 水平明显高于正常对照组，而 GH 水平显著低于正常对照组；应用不同促排卵治疗方案，发现促排卵治疗结局与性激素水平无关，而与 GH 的水平明显相关，无排卵者 GH 水平明显低于有排卵者；给部分患者应用 GH 治疗，于月经第 3 天起隔日给予 GH 4.5 IU，共用 10 d，GH 总量为 22.5 IU，研究结果显示，与以往促排卵情况相比，hMG 刺激时间明显缩短，用量明显减少，卵泡数明显增加，血 GH 水平明显升高。关于 GH 的用法、用量尚需进一步研究。

4. 胰岛素增敏剂

详见下述。

（五）胰岛素增敏剂（ISD）治疗

PCOS 的一个主要特征是胰岛素抵抗，导致代偿性高胰岛素血症，以便维持正常糖耐量（葡萄糖摄入后胰岛素的正常反应）。在年轻 PCOS 患者中，高胰岛素血症是糖耐量异常和后期心脏疾患的主要危险因素。高胰岛素血症还可引起卵巢雄激素合成增加，进而导致无排卵、闭经和不孕。许多 PCOS 患者表现为肥胖，由于体重增加，因此胰岛素抵抗更为明显；非肥胖的 PCOS 患者（占 PCOS 患者的 20% ~ 50%）多有腰围/臀围比增加，较正常组亦有更明显的胰岛素抵抗倾向。近年来，胰岛素敏感药物已经被作为 PCOS 患者的另一种长期治疗的方法，作用在于增加胰岛素敏感性，从而降低高胰岛素血症。临床上，这类药物可以减少面部及身体的毛发生长，改善痤疮，使升高的血压恢复正常，调节月经、降低体重和正常生育；同时它还是一种辅助促排卵药物，它可以针对 PCOS 发病机制中的某些方面，改善患者的内分泌紊乱，从而使患者对促排卵治疗反应改善。

主要的胰岛素增敏药物有二甲双胍、罗格列酮等，它们的主要适应证是非胰岛素依赖型糖尿病，可以使糖尿病患者血糖降低；对于非糖尿病患者只能降低胰岛素水平，而不引起血糖下降，其中对 PCOS 相关研究最多的是二甲双胍。

二甲双胍可降低血压、空腹胰岛素、空腹血糖和血清雄激素，但对体重和多毛评分无改善作用，对多毛评分是否改变的研究因样本量较小而意义不大；二甲双胍对脂质的影响研究显示，它可以降低低密度脂蛋白胆固醇水平，但对总胆固醇、高密度脂蛋白胆固醇或三酰甘油水平无改善。另外，二甲双胍还可以降低 T2DM 和 IGT（不只在 PCOS 患者中）的发病率，但生活方式的改变（如运动、饮食）在这方面的改善更有效。二甲双胍还可以降低肥胖的 T2DM 患者心血管疾病的发病率。前瞻性随机对照研究比较了氯米芬和二甲双胍在促排卵治疗中的有效性，发现二甲双胍在促排卵方面没有显著疗效。二甲双胍常用方法为 500 mg，每天 3 次口服，连续服用 2 ~ 3 个月。应考虑胰岛素增敏剂适用于哪种患者、药物应用的剂量、应用时间、是否有治疗长期并发症的效果、是否有致畸作用、对流产是否有预防作用等问题。

此类药物的主要不良反应为胃肠道反应，包括恶心、腹泻伴或不伴痉挛性腹痛，出现在 50% 以上接受治疗的患者中，但在治疗过程中多会改善或完全消失。现在二甲双胍被美国药物管理部门认为在孕期应用是安全的（B 类），尚无致畸的证据，但罗格列酮仍属于 C 类药（有动物致畸的证据）。到目前为止，我国药典认为 ISD 均为孕期禁用药物。目前，此药被认为应该是与改善个人生活方式联合应用，而不是作为取代增加运动和改变饮食的方法。

（六）手术治疗

PCOS 患者的治疗一直是临床治疗中的难点问题。最早的有效治疗方法是 1935 年 Stein 和 Leventhal 报道的双侧卵巢楔形切除术（BOWR），这种方法开创了手术治疗不孕的时代。手术治疗可以减少卵巢中部分颗粒细胞，卵巢间质产生雄激素减少，从而使循环中的雄激素水平降低，进而降低 GnRH，引起血清雄激素浓度进一步降低，这也说明卵巢间质亦受垂体 – 卵巢轴调控。由于雄激素水平降低，术后大部分患者可恢复自发排卵和月经，有部分可能自然怀孕，但大部分妊娠发生在术后 6 个月左右。手术治疗根据方法不同分为以下四种。

1. 双侧卵巢楔形切除术（BOWR）

双侧卵巢楔形切除术是最早且有效的治疗无排卵型 PCOS 的方法，但此法有多种不良反应，包括手术后粘连形成导致输卵管性不孕，已成为不容忽视的问题之一，另外还有报道术后卵巢早衰的发生。正因为此种方法损伤较大，现在已不再应用。

2. 腹腔镜下卵巢电灼或激光打孔治疗（LOD）

目前首选的外科手术治疗方法是应用热穿透或激光进行腹腔镜卵巢打孔术，术后促排卵治疗反应改善，由于医疗干预致多胎妊娠率降低，与卵巢楔形切除术相比，术后粘连发生率明显降低，是主要适用于氯米芬抵抗患者的二线治疗方法。循证医学研究结果显示，它与 Gn 同样可以起到有效的促排卵作用，且单卵泡率高，活产率、流产率相似，避免了多胎及 OHSS 问题，特别是对于 BMI 小于 29 以及游离雄激素指数小于 4 者，治疗效果良好，排卵率达 80%～90%，妊娠率达 60%～70%。2004 年 Bayram 报道了 LOD 手术后两周患者在身体功能、社会功能、处理身体问题能力、生活力和疼痛方面等较差，腹腔镜手术后 12 周和 24 周的调查结果则显示与正常无差异。LOD 与诊断性腹腔镜相比，手术在时间上增加 20 min，但由于多胎妊娠增加医疗费用，故 LOD 较促性腺激素促排卵治疗，获得每例晚期妊娠的花费少 22%。2002 年 Farquhar 报道，术中应注意打孔直径约 2 mm，深度 8 mm，15～20 个孔为宜，以防过度损伤卵巢功能。

3. 经阴道注水腹腔镜卵巢打孔术（THL）

经阴道注水腹腔镜主要用于无明显盆腔原因的不孕症患者输卵管及卵巢结

构的检查。2001 年 Fernandez 等报道通过 THL 对氯米芬抵抗的 PCOS 患者进行卵巢打孔治疗 13 例，除 3 例具有男性不育因素患者外，6 个月累积妊娠率达 100%，但手术的远期效果及副效应尚不清楚。北京大学第三医院在国内率先大量开展经阴道注水腹腔镜卵巢打孔术，为防治卵巢打孔术对卵巢功能的过度损害，首先进行了离体猪卵巢双极电针打孔对卵巢组织损伤范围的研究，以探索临床手术治疗方案。在动物研究的基础上，改进手术方案，初步探索对氯米芬抵抗的 PCOS 患者合并不孕症行经阴道腹腔镜卵巢打孔术后随访，国内首先报道了此治疗方法的安全有效性。

4. 经阴道卵巢打孔术（TVOD）

经阴道卵巢打孔术是 2001 年由 Anna 等首先报道，用于 IVF 周期中因卵巢低反应或 OHSS 等放弃的患者，治疗后 6 个月再次进入 IVF 周期，卵巢反应较前好转，OHSS 发生率明显降低，但其没有报道术后患者月经恢复、自发排卵及激素变化的情况，也未报道术后盆腔粘连情况等。国内有类似的治疗方法并报道了累计妊娠率达 89.2%，术后 1 个月血清 T 明显下降，术后 2 个月血清 LH 及基础窦卵泡数也下降，在促排卵过程中无中、重度 OHSS 发生。但这种方法对卵巢功能和盆腔影响还有待长期随访。

（七）辅助生育技术（ART）

对应用 6 个月以上标准的促排卵周期治疗后有排卵但仍未妊娠的 PCOS 患者，或多种药物促排卵治疗及辅助治疗无排卵并急需妊娠的患者，可以选择胚胎移植的辅助生育技术，但由于 PCOS 患者的高雄激素血症和胰岛素抵抗，造成其生殖、内分泌系统的多种功能紊乱，使 PCOS 患者在进行 IVF 治疗时易发生 Gn 高反应，导致卵泡数过多、血 E_2 过高，进而增加 OHSS 的发生率，过高的 LH 水平使卵细胞质量下降，受精率降低，这些使 PCOS 患者成为辅助生育治疗中的相对难点问题。

1. 体外受精技术（IVF）

对于难治的 PCOS 患者，IVF-ET 是一种有效的治疗方法。文献报道因 PCOS 行 IVF-ET 的患者与输卵管因素行 IVF-ET 的患者相比，其 E_2 水平高（5222pmol/L vs.4009pmol/L）、hMG 用量较少（15.8 支 vs.19.6 支）、取卵数多（7.6vs.5.6）、受精率低（56% vs.75%），周期妊娠率无显著性差异，所以对于 PCOS 患者行 IVF-ET

治疗时，合理的降调节方案、适当的超促排卵方法及必要的辅助治疗措施（口服避孕药、胰岛素增敏剂等）可以增加成功率并减少不良结果的发生。研究人员曾对比单纯 PCOS 因素患者（78 个新鲜周期）与单纯输卵管因素（210 个新鲜周期）IVF-ET 的临床资料，发现 PCOS 患者应用 Gn 促排卵治疗时间较长，OHSS 发生率较输卵管因素患者高，但 Gn 用量、取卵数、受精率、优质胚胎率及妊娠率均与输卵管因素患者相似，PCOS 患者在 IVF-ET 治疗时应用必要的辅助治疗方法（如 OCP、GnRH-a），可改善 PCOS 患者的 IVF-ET 的成功率。

2. 卵母细胞体外成熟技术（IVM）

IVM是模拟体内卵母细胞的成熟环境，使从卵巢采集的未成熟卵母细胞在体外达到最后成熟的技术。1935年Pincus等观察到兔未成熟卵母细胞在普通培养基培养可自动成熟的过程。20世纪末期随着ART的发展，IVF-ET周期中手术切除的卵巢组织和PCOS患者采取的未成熟卵行IVM获得成功。PCOS患者的高雄激素水平造成其在促排卵过程中易发生卵泡募集过多但成熟障碍的情况，所以IVM技术为PCOS患者的不孕治疗提供了新的途径。1994年Trounson等首次报道了PCOS患者行IVM获得妊娠。文献报道在非促排卵周期中直径<10 mm，无优势卵泡出现时获取的卵冠丘复合物（OCC）较多，因为优势卵泡出现后可导致同期募集的部分卵泡启动退化程序。我国近期的报告显示，在PCOS患者应用小剂量FSH后进行IVM，直径10~12 mm和6~8 mm的卵泡其未成熟卵取卵率相似，且较大的卵泡所取的未成熟卵的成熟率和受精率较高，有统计学意义。文献报道IVM移植后临床妊娠率约为29%，接近IVF-ET成功率，所以IVM是治疗PCOS患者不孕的一个有效方法，但因其应用与临床时间较短，婴儿后天发育是否会有障碍尚无肯定结果。

第六节　卵巢早衰

卵巢早衰（POF）的概念由 Keettel 于 1964 年提出，指多种病因所致的卵巢衰竭，发生于 40 岁以下的妇女。临床表现为继发性或原发性闭经，以血清中雌二醇（E_2）水平下降和促性腺激素水平上升为特征，并伴有不同程度的一系列低雌激素症状，如潮热多汗、面部潮红、性欲低下等。

临床观察，不孕通常是该类患者的最早期表现，伴随着稀发排卵、月经不规律，最终发展为闭经。约50%的POF患者会出现间歇性排卵现象，5%～10%的患者在确诊多年后可自然受孕。

美国生殖医学学会提出了原发性卵巢功能不全的概念，进一步揭示了疾病的本质特征，但对于外源性因素导致的继发性卵巢功能衰竭者，POF是POI的补充，两者是相辅相成的关系。

卵巢早衰的病因有遗传因素、免疫因素、医源性因素（放化疗、卵巢手术、感染）和不明原因等。

一、卵巢早衰的危害

（一）骨质疏松

雌激素和孕激素均可抑制骨吸收，防止骨丢失，预防骨质疏松。卵巢功能衰退后，血中雌、孕激素水平降低，骨丢失加快，患者易发生骨质疏松甚至骨折。临床上出现骨质疏松表现与骨峰值密切相关，过去的横断面研究显示，妇女的骨峰值年龄在30岁左右，近年来的纵向研究发现，妇女骨峰值年龄约20岁，通过躯体大小的校正后，骨峰值无性别差异，20岁以后，两性大多数部位骨的年丢失率为0.5%～1%，绝经前后的5～10年，骨丢失加快，每年1.8%～3.5%，绝经10年后骨丢失速度有所下降。无论任何年龄，绝经后的骨丢失率都基本相似，卵巢早衰患者由于绝经年龄早，绝经时的骨峰值较高，出现骨质疏松症状与绝经年龄的间隔时间相对较长，但过早绝经，骨丢失提前加速，使卵巢早衰妇女的各部位骨密度较同龄妇女低，各年龄段的骨质疏松症和骨折发生率较同龄妇女，高卵巢早衰患者的空腹尿钙与肌酐比值、尿羟脯氨酸与肌酐比值和血清碱性磷酸酶平均高于正常对照的同龄妇女，说明卵巢早衰患者的骨吸收增强。Anasti等通过测定卵巢早衰妇女股骨颈的骨密度后发现，2/3的患者股骨颈的骨密度较同龄妇女低于1个标准差，病程超过半年的患者，近半数股骨颈骨密度低于同龄妇女1个标准差。绝经后妇女由于骨质疏松所致的骨折增加20%，其中骨盆骨折的并发症致死率为30%。

（二）心血管疾病

卵巢早衰患者的心血管疾病发生率较同龄妇女高。研究表明，自血管形成之日起，血管的粥样硬化性变化就已经开始，不良的生活习惯、遗传背景、生活经历等均影响心血管疾病的发生与发展。近60年的研究表明，血清雌激素水平的差异是引起绝经前妇女的心血管疾病发生率低于同龄男性的主要因素，补充雌激素可降低绝经后妇女各年龄段的心血管疾病发生率。进一步的研究发现，雌激素可改善血脂、血脂蛋白和载脂蛋白的组成，抗氧化作用以保护血管内皮细胞，抑制内皮素、血管内皮细胞生长因子及血栓素等的产生，改善胰岛素抵抗状况等，其综合效应是对心血管系统起保护作用。有学者发现卵巢早衰患者血总胆固醇、三酰甘油、低密度脂蛋白、极低密度脂蛋白和载脂蛋白 B_{100} 等高于同龄妇女，高密度脂蛋白和载脂蛋白 AI 水平低于同龄妇女，补充雌、孕激素后，除三酰甘油继续升高外，前述变化均发生逆向改变。因此，卵巢早衰患者的早期诊断对于降低其心血管疾病的发生率具有重要的临床价值。

（三）Alzheimer病

Alzheimer病（老年性痴呆）的发生时间提前。Alzheimer 病的临床表现主要是进行性记忆丧失，定向、理解和判断能力障碍，智力下降以及性格和行为情绪改变等。近年来的研究提示，雌激素可能具有延缓 Alzheimer 病发生，改善皮肤弹性及关节功能等作用，由于卵巢早衰患者雌激素水平的下降可能会使其更早出现 Alzheimer 病。因此，卵巢早衰患者的早期诊断和治疗对于降低和延缓 Alzheimer 病的发生具有重要意义。

二、卵巢早衰的病因和相关因素

卵巢早衰的相关病因多且复杂。迄今为止，POF 发生的真正病因及发病机制尚不清楚，可能由于先天性卵子数量减少、正常卵泡闭锁过程加速或出生后卵子被不同机制破坏致使卵泡过早耗竭，另有少数 POF 患者的卵泡表象正常，但没有正常功能。多数学者认为 POF 发生的主要原因有自身免疫功能异常，染色体异常或其他遗传因素，受体异常，代谢异常或药物、放射性损伤及病毒感染等。

（一）免疫因素与卵巢早衰

自20世纪50年代开始，研究者发现9%～40%的 POF 患者合并其他内分泌腺体或系统的自身免疫性疾病，如自身免疫性甲状腺炎、系统性红斑狼疮、重症肌无力、甲状旁腺功能减退、类风湿性关节炎、特发性血小板减少性紫癜、糖尿病等。POF 患者常合并 2 种或以上的自身免疫性疾病，所有伴随 POF 的自身免疫疾病中，甲状腺疾病最常见，12%～33% 的 POF 患者被检测出患有甲状腺疾病，18% 的 POF 患者中，家族中存在遗传的甲状腺疾病。第二常见的是多腺体自身免疫疾病（PAGD，Addison 病合并内分泌系统功能障碍），在 PGAD Ⅰ 型中，POF 发病率为 17%～50%，PGAD Ⅱ 型中，POF 的发生率为 3.6%～7%，PGAD Ⅱ 型中包括自身免疫性 Addison 病、甲状腺自身免疫和胰岛素依赖型糖尿病，还有其他如白斑、秃顶、慢性萎缩性胃炎、恶性贫血等，这些综合征的自然病程变化多端，在发病前后都有可能出现 POF 的症状，如 Addison 病，POF 通常比肾上腺症状要提早发生，Yan 等筛查了 119 名核型正常的 POF 患者，通过相关指标的测定，32% 免疫性 POF，其中甲状腺功能低下占 27%，Addison 病和糖尿病占 2.5%。Van Kasteren 等研究表明，POF 患者抑制性 T 细胞百分比降低，辅助 T 细胞与 Ts 的比率（Th/Ts）升高，自然杀伤细胞比例下降，B 淋巴细胞数目升高，与正常妇女淋巴细胞亚群分布相比有显著性差异。卵巢内原始卵泡、初级卵泡和生长卵泡的周围存在淋巴细胞和白细胞浸润，成熟卵泡中有浆细胞、T 细胞、B 细胞和 NK 细胞浸润。免疫细胞异常引起卵巢损伤或排卵时卵巢细胞进入血液，引发自身免疫反应产生抗体。研究表明，特发性 POF 患者抗卵巢抗体阳性率可达 59%，部分患者血中除存在抗卵巢抗体外，还并存抗甲状腺抗体、抗胰腺抗体、抗肾上腺抗体、抗甲状腺抗体、抗 DNA 抗体和抗平滑肌抗体等多种器官特异性抗体和非器官特异性抗体。尽管非器官特异性抗体影响 POF 没有器官特异性抗体那么突出，但也是不可忽视的因素，尤其是抗核抗体（ANA）。Ishizuka 等报道 32 例 POF 患者 ANA 的发生率显著高于相应低促性腺激素性闭经患者，且 30 岁以下绝经、正常核型患者中 ANA 阳性者占 77%，而大于 30 岁者无 ANA 阳性。除系统性红斑狼疮之外，好发于女性的类风湿疾病也被认为与 POF 有密切关系。近年来，人们注意到免疫系统与内分泌系统同时参与卵巢功能的调控，实验表明细胞因子影响卵泡的发育和闭锁，这些细胞因子包括 IL-1、IL-6、TGF-β、TGF-α、IFN-r、FGF 和 IGF 等。

（二）手术、放化疗，以及感染因素与卵巢早衰

卵巢手术中由于破坏卵巢组织，术后残留正常组织太少以及术中损伤卵巢血管或卵巢周围组织，手术影响卵巢血液供应，可能引起 POF，如卵巢肿瘤剥除术、

一侧卵巢切除术、子宫切除、输卵管结扎或切除、子宫内膜异位症的保守或半根治手术、输尿管盆腔段手术等。此外，因工作、疾病或意外事故接受大剂量或长时期的放射线，可破坏卵巢引起 POF。研究发现，当卵巢受到的直接照射剂量在 0.6 Gy（辐射吸收剂量单位）以下时，对卵巢功能几乎无影响，在 0.6~1.5 Gy 时，对 40 岁以上的妇女卵巢功能有一定影响，在 1.5~8.0 Gy 时，50%~70% 的 15~40 岁的妇女出现卵巢衰竭，超过 8 Gy 时，几乎所有年龄段妇女的卵巢发生不可逆的损害。化疗药物尤其是烷化剂对生殖细胞有损害作用。有报道用环磷酰胺治疗系统性红斑狼疮 92 例，治疗期间 55% 的患者出现月经紊乱，以闭经为主，性激素检查存在卵巢衰竭。治疗开始时的年龄和环磷酰胺的累积剂量与之有关。对化疗药物引起的卵巢损害的组织学研究发现卵巢包膜增厚和间质纤维化，但存在大量停止发育的卵泡，因此停用化疗药物后，65%~70% 的患者可以恢复卵巢的正常功能，越年轻的患者化疗后恢复卵巢功能的可能性越大。雷公藤也是用于治疗自身免疫疾病的细胞毒免疫抑制剂，其不良反应主要是性腺抑制。研究报道雷公藤用于治疗自身免疫病，可使 16.6%~72% 的女性闭经，几乎均为累积剂量 > 8000 mg 者，它在卵巢水平导致闭经，与累积剂量和患者年龄有关。Edmonds 等也在雷公藤治疗中发现有 POF 的问题。在实验动物卵巢受损害的病理结果与人类有一致之处（卵巢组织病理学表现卵巢萎缩，各级卵泡减少，间质增加等）。

对生殖功能高风险：细胞毒性药物有环磷酰胺、异环磷酰胺、氮芥、美法仑、白消安、丙卡巴肼和苯丁酸氮芥。此外，还有全身辐射或盆腔辐射、霍奇金病（以烷化剂为基础治疗）、软组织肿瘤或转移性疾病、乳腺癌。

对生殖功能中度风险：细胞毒性药物有顺铂、卡铂、多柔必星。此外，还有急性髓细胞性疾病、骨肉瘤或 Ewing 肉瘤、非霍奇金淋巴瘤或霍奇金病、脑肿瘤行颅脊椎辐射 > 24 Gy。

对生殖功能低风险：细胞毒性药物有长春新碱、甲氨蝶呤、放线菌素 D、博来霉素、巯嘌呤、长春碱。此外，还有急性淋巴细胞白血病、Wilm 瘤、软组织肉瘤（Ⅰ期）、生殖细胞瘤（无辐射）、视网膜母细胞瘤、脑肿瘤（仅手术治疗或辐射量 < 24 Gy）。

吸烟、饮酒、失眠是卵巢早衰发生的危险因素。吸烟的女性比不吸烟的女性更易发生 POF（OR = 3.203），烟草燃烧过程中释放的多环芳香族烃（PAH）能激活芳香族烃的受体（Ahr），而由 Ahr 驱动的 Bax 转录是环境毒素导致卵巢衰竭的重要途径。卵巢虽有明显抵抗感染的能力，但仍有 5% 的幼女流行性腮腺炎可合并病毒性卵巢炎而最终发展为 POF，既往患腮腺炎的女性卵巢早衰的危险增加 10 倍。与 POF 的发生有关的感染性因素包括病毒性、细菌性、特异性感染。病毒、细菌、结核杆菌等侵入卵巢，卵巢炎症后纤维化，卵泡数量减少，可发展为卵巢早衰。长期在情绪不稳、心情抑郁、焦虑等不良情绪困扰和刺激下，中枢神经系统与下丘脑 – 垂体 – 卵巢轴功能失调，导致 FSH、LH 异常分泌，排卵功能障碍，闭经，严重者会发生 POF。

（三）遗传因素与卵巢早衰

绝大多数的 POF 患者为自发性，国内外学者研究发现这些患者的发病与遗传因素有密切关系，约 10% 的 POF 患者有家族史，姐妹数人或祖孙三代可共同发病，家族分析表明 POF 和早绝经有较高的家族遗传倾向。目前已经发现可能与 POF 有关的基因突变达 20 多种。

1. X 染色体

（1）染色体数目异常：研究发现，卵泡数量的维持必须有两条结构正常的 X 染色体存在，但无论存在几条 X 染色体，只有一条 X 染色体保持活性。一般情况下，女性中分别来自父方（Xf）和母方（Xm）的两条 X 染色体是随机失活的，其概率为 0.5。也就是说，在女性胚胎发育过程中，含 Xf 失活的细胞和含 Xm 失活的细胞各占 50%，如果偏离了这个数值，往往就与 X 连锁基因突变有关。结构上有异常的 X 染色体优先失活，以便最低程度地减少遗传的不平衡性，称为 X 失活偏性。在不平衡 X、常染色体易位和 X 连锁基因缺失中，异常 X 染色体优先失活，反映了基因机制对 X 染色体失活过程的影响，也反映了生命自然选择的本能。但 X 染色体失活并非是整条染色体上所有基因均失活，表达基因和失活基因是穿插排列的，两条 X 染色体都存在着与卵子发生相关的等位基因，X 染色体发生畸变或缺失，可引起卵子发生障碍，导致 POF 的发生。普遍认为，X 染色体长臂（Xq）上的异常影响卵巢功能，短臂（Xp）异常影响身高，X 染色体受损可导致有丝分裂停止，X 染色体畸变最常见的是 Turner 综合征伴随 POF，临床表现为身材矮小、躯体畸形、闭经、第二性征不发育、双侧卵巢条索状等。55% 的 Turner

综合征患者的核型为 45，X。在另外 45% 患者中，核型可为嵌合体 45，X/46，XX；45，X/47，XXX；45，X/46，XX/47，XXX 等，此外有一些 X 染色体缺失和易位发生在维持卵巢功能的重要基因区域，一方面可能破坏卵巢功能基因，导致卵巢衰竭；另一方面虽然没有直接使功能基因发生突变，但影响对维持卵巢正常功能的重要基因的表达，或通过影响染色体作用如抑制减数分裂配对或改变 X 染色体失活而导致 POF。

（2）单个基因突变：在 X 染色体与常染色体的易位的细胞遗传学研究中发现在长臂的 Xq13-q28 存在着与正常卵巢功能相关的关键区域，该区域的正常和完整对于维持正常卵巢功能是必需的，这些区域的基因突变与 POF 有关，决定卵巢功能的区域进一步分为 2 个基因位点：POF1（Xq26-q27）和 POF2（Xq13-q21），POF1 位点染色体缺失异常导致的 POF 发病年龄一般在 24～39 岁，而 POF2 位点的 POF 发病提前至 16～21 岁，这些区域的缺失与不同程度的生殖功能异常有关，并非所有发生在 POF1 和 2 位点的 X 染色体异常均导致 POF，只有破坏了 POF 相关基因的 X 染色体异常才会发生 POF。美国老龄化研究所遗传室的 SchlessingerD 等注意到染色体的缺失、转位、重排等主要发生在 X 染色体长臂的一个关键区域段内，他们认为这些基因转位应深入研究，也许不是由于转位破坏了卵巢发育过程中的某个特定基因，而是由于转位造成染色单体无法配对或滤泡形成过程中 X 染色体功能失活。意大利米兰的 Rossetti 等在一个家系研究中发现一个基因缺失突变，母亲有早绝经病史，染色体核型 46，X，del（Xq27），两个女儿分别在 17 岁和 22 岁继发闭经，染色体核型与母亲相同，另一正常的女儿无染色体缺失，与该区域的其他缺失进一步比较后，与 POF 相关的基因变异定位在 X 染色体长臂 4.5 MB 的一个范围内，这是一个基因富集区，有 60 多个功能基因定位在该区域。但是，该研究小组没有对该基因进行进一步的精确研究。平衡易位断裂点在 X 染色体关键区域 Xq13-q26 可引起 POF。Prueitt 研究发现，大多数与 POF 有关的 X 染色体与常染色体易位没有中断 X 连锁基因，定位 7 个与 POF 有关的 Xq 易位断裂点，一个易位与卵巢功能有关的 X- 脯氨酰氨基肽酶 2（XPNPEP2）基因突变有关，1 个易位与胚胎早期神经管发育有关的 DACH2（dachshund2）基因突变有关，其余都定位在非编码区。Bione 等在 1 个 POF 家族里发现 1 例人黑色素透明基因在 X 染色体与 12 号染色体平衡易位 t（X；12）（q21；p1.3），造成 DIAPH 基因最后一个内含子的断裂。Marozzi 等研究 146 例表型正常的特发性 POF 患者，发现 6 例存在 Xq 重排，其中 2 例的断裂点位于 DIAPH2 基因内。DIAPH2 基因是果蝇黑色素透明（dia）基因的人类同源体，定位于 Xq22 上。人类 DIAPH2 基因的表达蛋白是 FH1/FH2 蛋白家族的第一个成员，该家族与发育早期所必需的细胞分裂和肌动蛋白骨架调节的形态发生过程有关。在成年女性卵巢中和胚胎小鼠卵巢中都发现有丰富的 DIA 转录产物，表明 DIAPH2 基因在卵子发生和随后的发育过程中确实发生作用，意大利的 FimianiG 等通过对一个家系研究发现 Xq26.2-q28 删除与 POF 相关。

X 染色体短臂异常中，50% 的患者表现为原发性闭经和性腺发育不全。短臂近端（Xp11.1-Xp21）是重要的功能区域，该区域至远端的缺失会导致 POF。印度的 RaoL 等发现一例 X 染色体短臂（P11.1-P22.3）片段缺失的病例。位于 X 短臂的相关基因有：USP9X、ZFX 和骨形态生成蛋白 15（BMP_{15}）。

家族性智力低下 1 基因（FMR1）：该基因是脆性 X 综合征的致病基因，位于染色体 Xq27.3 上，在脑、卵巢及睾丸中高表达，具有调节 RNA 稳定性、细胞内定位及翻译染色体活性的功能。其突变主要位于 FMR1-5' 端编码区存在三核苷酸（CGG）$_n$ 的显著扩增，正常人（CGG）$_n$ 重复序列为 6~45 拷贝，扩增至 55~200 拷贝为前突变，大于 200 拷贝称全突变，导致 FMR1 基因的甲基化和随后基因的失活。5' 末端 CGG 重复次数的异常增加，由亲代传给子代时有增加趋势，又称动态突变。FMR1 前突变（CGG 重复次数为 55~200）的人群携带率约为 1:300，前突变女性中 13%~26% 发生 POF，散发性 POF 患者中前突变的发生率为 0.8%~7.5%，而家族性 POF 前突变的发生率高达 13%。动态突变与经典意义上的基因突变不同，它不是碱基置换、基因缺失或融合，三核苷酸扩展导致基因功能的异常的机制也不同于一般的碱基插入，一般情况下，病情的轻重程度与三核苷酸的重复拷贝数正相关。Bodega 等研究了 190 例 POF 患者和 200 例对照样本，进一步证实 FMR1 前突变与 POF 之间具有显著相关性，而且重复序列长度在 41~58 次时 POF 患者也显著增多。Miano 等报道，在一个患有脆性 X 综合征和 POF 的意大利家系中，6 位前突变携带者中有 2 位 POF 患者，但 1 位正常的 FMR1 等位基因携带者也患有 POF。

雄激素受体（AR）：位于染色体 Xq11.2-q12，由于 X 染色体短臂和长臂近段包含的区域对维持卵巢功能的重要性，Xp11 末段缺失的患者一半伴有原发闭经，其余一半存在 POF，进一步说，Xq13 缺失常有原发性闭经，这些区域与 AR 基因所在的区域重叠，在动物实验中，AR 基因缺陷的老鼠 POF 发生的可能性大，AR 功能是维持女性生殖功能，特别是卵泡发生所必需的。因此，AR 可能是 POF 的候选基因，Chatterjee 等对 78 例印第安 POF 患者和 90 例对照进行 AR 基因外显子 1 CAG（基因中的脱氧核苷酸）长度数目进行分析，发现外显子 1 在 POF 患者 CAG 长度为 23.6 ± 3.8，而对照组为 20.08 ± 3.45，有显著性差异（$P < 0.001$），因此，CAG 重复长度的增加可能是印第安妇女 POF 的致病原因。但 Sugawa 等对 58 例 POF 日本妇女和 42 例有正常月经且年龄匹配的对照进行研究发现，CAG 重复数目少的可能易发 POF。加拿大的 Bretherick 发现 AR 基因与 POF 无关。

骨形态生成蛋白 15（BMP-15）：位于 Xp11.2 上，属于转化生长因子 β 家族（TGFβ），BMP-15 基因在原始卵泡开始表达，排卵后消失，是与颗粒细胞增生、FSH 依赖性细胞分化相关的卵母细胞特异性调节分子，对卵泡的早期增生和发育极其重要。与 POF 的相关性在不同人群之间存在差异。美国、印度和欧洲患者携带多种 BMP-15 错义突变，突变发生率小于 1%。2004 年 Di Pasquale 等首次报道在 1 对 POF 同卵双胎姐妹中发现了 BMP-15 基因的 704bp 处有 A-G（p.Tys235Cys）的杂合突变，这一错义突变发生在第 2 外显子前肽区的高度保守序列，导致第 235 个氨基酸由高度保守的酪氨酸变成半胱氨酸，使得正常二聚体的形成、分泌受阻，影响了颗粒细胞的生长与分化，最终导致卵巢不发育，随后他们又对 160 例散发的 POF 患者及 211 例对照进行 BMP-15 基因分析，结果显示了包括 p.Tys235Cys 在内的 4 个变异，其余 3 个为 2 处错义突变（p.R68W、p.A180T）和一处插入（p.262insLeu），但是 p.262insLeu 在 5 个对照者中也被观察到。

X 连锁锌指基因（ZFX）：定位在 Xp21-p22ZFX 上编码锌指转录因子，在 Y 染色体上的同源基因是 ZFY。Luoh 等证明 ZFX 在长期进化过程中是一个保守基因，发挥发育调节功能，敲除雌性小鼠的 ZFX 基因，发现在妊娠中期无论是雌性小鼠还是雄性小鼠胚胎生殖腺中的原始生殖细胞数下降了 50%，表明 ZFX 基因对早期生殖细胞发生、迁移和增生有关。ZFX 基因缺失的成年雄性小鼠尽管精子数量只有正常的一半，但具有正常生殖能力。而 ZFX 基因缺失的雌性小鼠出生时卵泡数量只有正常的 10%，成年后表现出生殖力严重下降，生育期缩短，类似人类 POF 的症状。说明 ZFX 除对早期生殖细胞发挥作用外，对后期的卵泡存活及发育均有影响。两种性别的小鼠都存在个体小，存活率低的现象。

2. 线粒体 DNA（mtDNA）

Luoma 等发现 7 个进行性外眼肌麻痹家系中 3 个伴发 POF，其中 2 个家系携带相同的 Y955C 突变，该基因的复合杂合突变（N468D/A1105T）也证实与 POF 发病存在相关性。Perez 等将鼠线粒体与鼠卵巢颗粒细胞共同培养后发现，线粒体具有防止颗粒细胞凋亡的作用，并认为线粒体 DNA 缺失使卵泡细胞凋亡加速而引起 POF。随着年龄增长，线粒体 DNA 的缺失率呈上升趋势，线粒体 DNA 缺失使卵母细胞凋亡加速而引起 POF。

三、卵巢早衰的诊断和分类

卵巢早衰的诊断标准，是指 40 岁以前出现至少 6 个月的闭经，并有 2 次或以上血清促卵泡激素（FSH）> 40 IU/L（两次检查间隔时间 1 个月以上），低雌二醇（E_2）水平小于 185 pmol/L

（一）病史及体格检查

对患者进行详细的询问，如年龄、吸烟史、月经史（初潮年龄、有无闭经、闭经期限、诱因）、妊娠史、盆腔手术史、放化疗史、自身免疫疾病史（如甲状腺疾病、类风湿性关节炎、系统性红斑狼疮、干燥综合征、糖尿病）等，以及有无感染疾病史如结核、腮腺炎等。此外详细询问家族史尤其是母亲和姐妹的月经史等。

卵巢早衰的患者可伴有自觉症状如潮热、多汗、失眠、烦躁易怒、阴道干燥及尿痛等。依据卵巢中剩余卵泡的数量，潜在的卵巢功能缺陷在不同的年龄显露出来。如果在青春期前迅速丢失大量卵泡，会出现原发闭经和第二性征不发育。成人闭经的表现程度和无月经发生的时间取决于卵泡的丢失是在青春期前、青春期，还是在青春期后。

体格检查包括智力、身高、体重、营养状况、第二性征、乳房发育、发育有无畸形、皮肤色泽、毛发分布、甲状腺肿大、溢乳等。盆腔检查时注意子宫发育情况和有无雌激素缺乏的体征。

绝大多数患者除了有泌尿生殖道的萎缩外无异常发现，但 Turner 综合征患者身材矮小、后发际低下、高腭弓、盾状胸、乳头间距宽、第 4 ~ 5 掌指关节短小。与自身免疫性疾病相关的症状如上睑下垂、甲状腺肿大，应该进行神经系统检查和详细的眼睛检查。色素沉着、体位性低血压、白斑可能与肾上腺疾病有关。

（二）实验室检查

（1）基础血清促性腺激素水平：闭经患者两次检查间隔 1 个月以上的 FSH ＞ 40 IU/L，提示卵巢早衰。

（2）基础血清 E_2 水平：闭经患者两次检查间隔 1 个月以上的 E_2 ＜ 185 pmol/L，且 FSH ＞ 40 IU/L 提示卵巢早衰。

（3）对卵巢早衰或原因不明性卵巢功能减退者，应行外周血染色体检查。

（4）血清抑制素 B（inhibin B，INHB）和苗勒管抑制因子（AMH）水平，月经第 3 天血清 INHB ≤ 45 pg/mL 提示 卵巢功能减退。AMH 水平 ＜ 8 pmol/L，提示卵巢功能减退。由于不同试剂盒之间存在差异，限定值会有所不同。

（5）催乳素和甲状腺激素以排除其他内分泌疾病。

（6）有自身免疫性疾病的患者可检测免疫指标如血沉、全血细胞计数、甲状腺过氧化酶抗体、抗核抗体、类风湿因子等。

（7）对卵巢早衰患者有条件时应进行 FMR1 基因突变的筛查，在没有卵巢早衰家族史的患者中 FMR1 的突变占 6%，在有卵巢早衰家族史的患者中突变概率明显升高。

（三）超声检查

卵巢体积的测量：卵巢早衰患者超声显示卵巢体积小或卵巢显示不清，回声偏实，超声显示无窦卵泡（2 ~ 9 mm 的无回声），盆腔超声中窦状卵泡的数量可以间接反映剩余的卵泡。

目前，POF 的临床诊断方法尚不够理想。在详细询问患者的免疫疾病史、家族史、理化因素接触史和病毒感染史后主要依据其低雌激素症状、闭经等临床表现及性腺激素水平的测定和卵巢活检进行诊断。多数学者认为在 POF 诊断中卵巢活检是必要的，卵巢活检可在腹腔镜下或剖腹进行。卵巢外观呈萎缩或条索状，可能提示无卵泡存在，而小卵巢或正常卵巢组织提示存在卵泡。卵巢活检组织除供组织学检查外，亦可用于纤维组织培养染色体核型分析。但卵巢活检的组织学结果不能代表全部卵巢状态，未发现卵泡并不能说明患者卵巢中不存在卵泡，只是说明卵母细胞数量较少，此外取材不方便造成的创伤大，并且为了组织学诊断而进行腹腔镜下卵巢组织活检，对特发性的 POF 患者由于没有治疗的意义，患者可接受性差，这就使其应用受到了一定限制。

（四）卵巢早衰的分类

Nelson 从卵泡数量的缺失（卵泡耗竭型）和卵泡功能的消失（卵泡数目正常型）两方面将 POF 分类。前者又分为初始卵泡的数目不足和卵泡闭锁加速；后者包括酶缺乏、自身免疫、信号缺失、医源性（如放化疗）、特发性五种。卵巢不敏感综合征（ROS），又称为 Savage 综合征，ROS 被归为后者中的特发性 POF。Van Kasteren 根据 POF 的病因和发病机制将其分为医源性、感染、酶缺乏、遗传（细胞基因和基因突变）、自身免疫和特发性六大类。

四、POF 的治疗

（一）卵巢早衰的治疗

由于感染和遗传造成的卵巢早衰是不可预防的，但改变生活方式，停止吸烟，脱离不良的生活环境，以积极的心态面对该病，可以起到较好的治疗效果。目前也没有理想的治疗方法，主要是保证摄入足量的钙和维生素 D 以及加强锻炼。一般来说，卵巢早衰的治疗需要针对特殊的病因，影响其他内分泌腺体和组织的相关疾病应该积极治疗。此外可行人工周期替代治疗，维持生理和心理状况，改善性功能，降低冠心病和骨质疏松的发生率。

激素替代（HRT）是目前针对卵巢早衰患者常规应用的治疗方法，应用时间一般从确诊开始至自然闭经年龄（50 岁左右），以促进乳房和子宫发育。激素替代治疗可缓解或消除绝经期症状，改善性功能及因雌激素缺乏引起的机体退行性变化，降低冠心病、骨质疏松及骨折的发生率。通常采用雌、孕激素序贯联合方案。

序贯联合方案：在使用雌激素的基础上，于周期后半期加用孕激素 10～14 d。如可使用雌孕激素复合药物（前半周期单服雌激素，后半周期雌激素加孕激素）。或戊酸雌二醇 2 mg/d，连服 28 d，后 10 天加服孕激素。

（二）POF 助孕治疗

目前卵巢早衰的治疗常仅以雌激素、孕激素、人工周期替代治疗为主，以缓解症状、预防远期并发症（骨质疏松、心血管疾病、早老性痴呆等），防止子宫萎缩，同时进行心理治疗，改变观念。

（1）期待治疗：个别患者在雌孕激素替代治疗过程中能够诱发卵泡的生长而自然妊娠。在激素替代治疗期间或停药后的短期内个别 POF 患者发生排卵和妊娠，这可能与雌激素通过负反馈机制减少血循环中的 FSH，从而解除了高促性腺激素对颗粒细胞的 FSH 受体的降调节有关，随着受体的增加，卵泡内残留的卵泡恢复对促性腺激素的敏感性，从而增加排卵和妊娠的可能。

（2）促排卵治疗：POF 并非不可逆，个别患者可自发缓解并成功妊娠，B 超下可见卵泡的患者用 FSH、hMG/hCG 诱发排卵，要求 hMG 用量大，持续时间长，但前瞻性研究发现这种治疗与激素替代治疗相比并没有显著性差异。一般用 HRT 或 GnRHa 抑制内源性促性腺激素（主要是 FSH）至较低水平（< 20 IU/L）后，予足量 hMG/hCG 促排卵同时 B 超监测，要求 hMG 用量大、持续时间长。即使如此，排卵率、妊娠率仍低于 5%。

（3）雄激素治疗：女性体内雄激素包括硫酸脱氢表雄酮（DHEAS）、脱氢表雄酮（DHEA）、雄烯二酮、睾酮、双氢睾酮，主要是睾酮发挥作用。DHEA 50% 由肾上腺皮质网状带分泌，20% 由卵巢分泌，30% 由外周 DHEAS 转化而来，体内每天产生 6 ~ 8 mg，血浓度为 3 ~ 35 nmol/L，其水平随年龄增长而降低。DHEA 是合成雄烯二酮、睾酮、雌二醇的重要物质，DHEA 的含量高低影响这些激素的水平。对服用 6 个月以上的患者监测空腹血糖和血脂水平是有必要的。

（4）免疫治疗：10% ~ 30% POF 患者同时合并自身免疫性疾病，与卵巢早衰相关的自身免疫性疾病还有自身免疫多腺体综合征、甲状旁腺功能减退、肾上腺功能减退（Addison 病）、糖尿病等，应有针对性地进行免疫抑制治疗，但需要在免疫专科医生指导下进行。自身免疫异常的患者可用糖皮质激素治疗，在应用糖皮质激素治疗自身免疫疾病的同时改善了 POF 的症状。

（5）助孕治疗：对有生育要求者，可适当加大雌激素剂量以维持子宫和内膜的发育生长，大部分需要赠卵体外受精 – 胚胎移植获得妊娠。

1984 年 Lutein 报道了世界首例卵巢早衰采用类固醇激素替代治疗和卵子赠送获得健康成活的新生儿，此后该技术在全球范围内得到了迅速发展和普遍应用。我国卫生部关于开展人类辅助生殖技术规范的有关规定，赠卵是一种人道主义行为，只限于人类辅助生殖治疗周期中剩余的卵子。

对供卵者来说，全面的病史和体格检查是必需的，供卵者应进行传染性疾病和遗传性疾病的筛查且供者的年龄在 35 岁以下。与供精不同，传染性疾病必须有检疫期，卵子的检疫目前尚不能进行，为了把对受卵者的感染风险降到最低，了解性生活史、毒品使用情况、文身，以及其他已知的与传染性疾病有关的因素是非常必要的。结合供受卵者配偶的种族背景，必须仔细询问有无遗传性疾病史，供卵者的后代有无多因素来源的严重畸形史（如脊柱裂、唇腭裂、先天性心脏病等），糖尿病、动脉粥样硬化和一些癌症（如乳腺癌、卵巢癌、前列腺癌等）有明显家族倾向者也不能进入赠卵周期。然而由于赠卵者的相对缺乏会促使某些受者去接受存在的风险，尤其是赠者不是理想的赠卵者时，在这种情况下合理的咨询和告知其详情是必需的。

在赠卵流程方面，为了避免供、受双方的接触，患者在各项检查完善之后，签署知情同意书，将受卵者配偶的精子冻存，从而避免了取卵日供受双方的接触，完全做到了双盲，由于 HIV 存在半年的潜伏期，赠卵形成的胚胎冷冻保存，胚胎必须经半年后待赠卵者复查 HIV 抗体后再进行解冻移植。对接受卵子的夫妇除进行医学筛查外，还强烈建议进行心理评估，对于一个需要接受供卵的妇女，由于不能生育在遗传上真正属于自己的孩子，她不仅承受已经存在的不孕压力，还要承受其他额外的压力，如自尊心问题，不能为配偶生育自己孩子的愧疚感，将来后代可能面临的问题以及担心影响个人与丈夫或家庭的关系等心理问题。其所涉及的社会伦理道德、婚前排查问题、卵子的缺乏问题日益受到人们的重视，而且由于卵源有限，只能解决极少数 POF 患者的生育问题。

卵巢衰竭者在冻存胚胎解冻移植前应用雌、孕激素替代治疗 3～6 个月，在月经来潮第 3 天开始给予戊酸雌二醇（E_2V，商品名为补佳乐）2～4 mg/d，根据 B 超监测子宫内膜的厚度渐渐加大剂量，戊酸雌二醇用药的天数一般在 10 d 以上且内膜厚度达到 > 8 mm 时开始肌内注射黄体酮 40 mg/d × 2 d，增加到 60 mg/d × 3 d，胚胎移植日增至 100mg，若血、尿 hCG 均阳性时继续应用黄体酮，胚胎移植后 30 d B 超检查若提示胚胎发育良好，E_2V 和 P 维持至移植后 60 d 逐步减量，黄体酮每周减 20 mg，戊酸雌二醇每周减 1 mg，渐停药。若有先兆流产的症状，适当延长用药时间。

（6）人卵母细胞体外成熟（IVM）：这一概念最初由 Edward 在 1965 年提出。大约一半的染色体为 46，XX 的卵巢早衰患者的卵巢中有剩余的卵泡，或卵巢抵抗综合征的患者卵巢内有残存的卵泡，但大剂量外源性激素治疗无效时可在超声介导下进行窦卵泡穿刺取卵后体外培养成熟，再进一步受精形成胚胎移植到患者子宫内。

（7）有卵巢早衰倾向的患者可行卵母细胞冻存或卵巢组织冻存保存生育力，如肿瘤患者化疗放疗前、有 POF 家族史的患者、候选基因突变的患者等。

参考文献

[1] 沈鸿敏. 女性生殖内分泌疾病临床指导与实践 [M]. 北京：中国医药科技出版社, 2015.

[2] 李蓉，乔杰. 生殖内分泌疾病诊断与治疗 [M]. 北京：北京大学医学出版社, 2013.

[3] 张宇，杨越波，李小毛. 异位妊娠与妇科急症 [M]. 北京：人民军医出版社, 2011.

[4] 刘朝晖，廖秦平. 中国妇科生殖道感染诊治策略 [M]. 北京：人民军医出版社, 2011.

[5] 邱育红. 实用妇科医学 [M]. 石家庄：河北科学技术出版社, 2013.

[6] 张艳玲. 现代妇产科疾病治疗学 [M]. 西安：西安交通大学出版社, 2014.

[7] 李光仪. 实用妇科腹腔镜手术学 [M]. 北京：人民卫生出版社, 2015.

[8] 万贵平. 妇产科临床处方手册(第 5 版) [M]. 南京：江苏科学技术出版社, 2017.

[9] 贾晓玲，宋立峰，林森淼. 妇产科疾病临床诊疗技术 [M]. 北京：中国医药科技出版社, 2017.

[10] 郑华恩. 妇产科临床实践 [M]. 广州：暨南大学出版社, 2018.

[11] [美] 查尔斯·R.B. 贝克曼. 妇产科学(第 7 版) [M]. 天津：天津科技翻译出版公司, 2018.

[12] 刘培淑. 总住院医师手册——妇产科 [M]. 沈阳：辽宁科学技术出版社, 2016.

[13] 叶芬，徐元屏．妇产科学 [M]．重庆：重庆大学出版社，2016．

[14] 徐明娟．妇产科临床指南 [M]．北京：金盾出版社，2015．

[15] 安杰，陈红九．临床妇产科知识荟萃 [M]．郑州：郑州大学出版社，2015．

[16] 孔玲芳．妇产科疾病诊疗程序 [M]．石家庄：河北科学技术出版社，2015．

[17] 陈必良．机器人妇产科手术学 [M]．西安：西安交通大学出版社，2015．

[18] 卢慧．妇产科疾病诊疗最新进展 [M]．西安：西安交通大学出版社，2015．

[19] 李玲．新编妇产科与儿科学 [M]．北京：科学技术文献出版社，2014．

[20] 邓秀莲、张桂欣、宁淑敏．妇产科临床急症手册 [M]．石家庄：河北科学技术出版社，2014．

[21] 丁艳丽．临床妇产科常见急危重症 [M]．西安：西安交通大学出版社，2014．

[22] 汪有新，丁建军，冯晓萍．妇产科常见病诊疗技术精要 [M]．北京：科学技术文献出版社，2014．

[23] 朱晶萍．实用妇产科疾病诊疗常规 [M]．西安：西安交通大学出版社，2014．

[24] 曹小燕．新编妇产科疾病诊断与治疗 [M]．西安：西安交通大学出版社，2014．

[25] 刘海静，曹文芳，代丽静，等．妇产科基层医师临床手册 [M]．石家庄：河北科学技术出版社，2014．

[26] 刘敏、王燕、杨正爱．妇产科常见疾病诊治及临床应用 [M]．北京：中国科学技术出版社，2014．

[27] 杨金萍．新编临床妇产科疾病诊疗学 [M]．北京：科学技术文献出版社，2014．

[28] 张庆悦．中西医结合妇产科疾病诊疗学 [M]．西安：西安交通大学出版社，2014．